스트레스성입니다

스트레스성입니다

한의사가 알려주는 #신체화 #심신증

글 박인혜 송주연 이승환

맑은샘

　고통스러운 증상을 안고 찾아온 병원에서 '스트레스성'이라는 설명을 듣고 좌절하는 환자분들을 심심치 않게 만나볼 수 있습니다. 어쩌면 이분들에게 스트레스성이라는 말은 뚜렷한(기질적) 원인이 발견되지 않고, 이에 따라 병원에서도 해줄 수 있는 것이 그리 많지 않다는 의미로 들렸기에 좌절감을 느끼게 된 것이 아닐까 합니다.

　그래서 어떤 경우에는 눈에 보이는 원인을 찾기 위해 여러 병원을 전전하며 진찰과 검사를 반복해서 받는 경우도 있습니다. 하지만 '스트레스성'이라는 말은 건강 개선을 위해 자기 스스로 해볼 수 있는 것이 많다는 의미를 지니고 있기도 합니다. 이를 위해서는 스트레스성·신경성 또는 심신증이라 불리는 자신의 건강상태에 대해 잘 이해하고, 일상생활 속에서 어떻게 완화하고 치료해볼 수 있는지 잘 알고 있어야 합니다.

　그런 의미에서 한국의 바쁜 현실 속 임상의들이 진료실에서 미처 다 전해주지 못한 스트레스성 질환들의 치료법에 대하여 이 책은 알기 쉽게 풀어서 설명하고 있습니다. 조금은 낯설게 느껴질 수도 있는 한의학적 개념과 약재, 혈위지압 등 자가관리요법들도 상세하게 나와 있습니다.

스트레스는 만병의 근원이라고들 합니다. 이는 스트레스를 알고 잘 관리할 수 있다면 내 건강을 스스로 다스릴 수 있다는 것을 의미하기도 합니다. 그리고 그 과정에서 이 책이 독자들에게 도움이 되기를 기원합니다.

한의학 박사, 한방신경정신과 전문의
동의대학교 한의과대학 한방신경정신과 조교수
권찬영

신체화란?

신체화의 특징을 살펴보면 아래와 같습니다.

1 오랫동안 다양한 신체 증상이 나타난다.
2 혈액검사, 소변검사를 비롯한 각종 검사에서 이상을 발견하지
  못한다.
3 심리적인 문제와 연관이 있거나 함께 나타난다.

심신증이란?

질병의 여러 가지 원인 중 정신적인 원인으로 발생하는 신체질환
을 심신증이라고 합니다. 한의학 고전, 소문素問이라는 책의 음양응
상대론陰陽應象大論을 잠깐 볼까요?

"기쁨이 지나치면 심장이 상하고喜傷心
노여움이 지나치면 간장이 상하고怒傷肝
생각이 너무 많으면 비장이 상하고思傷脾
걱정이 너무 많으면 폐장이 상하고憂傷肺
두려움이 지나치면 신장이 상할 수 있다恐傷腎"

우리의 감정 기복과 스트레스가 내장의 생리기능에 영향을 미치는 것을 언급한 구절입니다. 이 신체화·심신증은 환자분마다 아주 다양한 증상과 주기, 강도로 나타나고요. 불안한 마음에 여러 검사를 받아도 '이상 없음'이라고 하니 그때부터 '아! 나는 현대 의학이 밝히지 못하는 심각한 희귀 질환인가 보다.'라고 생각하며, 인터넷 폭풍 검색을 하거나 효과가 확실치 않은 민간요법에 매달리는 경우도 많습니다. 주변에서는 꾀병으로 치부하거나 '건강 염려증이다', '유난을 떤다' 등의 말로 환자들에게 상처를 주기도 하죠.

두 가지 모두 잘못된 방향입니다. 검사에서 정상으로 결론이 났다면, 다행이라 여기고 한의원에서 적극적으로 치료받으시는 것이 훨씬 시간과 노력을 절약할 수 있습니다. 그리고 신체화·심신증은 결코 꾀병이 아닙니다. 심리적·정신적 문제가 몸의 기능적 이상을 나타낼 수 있고, 오래 누적 반복되면, 시간이 지나도 잘 낫지 않습니다. 마치 너무 늘여서 탄성을 잃어버린 용수철 같은 상태가 되는 거죠. 심지어 스트레스의 원인이 없어졌는데도 몸의 증상은 고스란히 남아 고통받는 경우도 있습니다.

허실

허실虛實에 대해 들어본 적 있으신가요? 생소한 개념이죠? 간단히 설명해 드릴게요. 우리가 병에 걸리는 과정을 한의학에서는 크게 두 가지로 봅니다. 우리 몸을 지키는 면역력을 비롯한 생리기능을 바른 기운인 '정기正氣'라고 합니다. 우리 몸을 공격하는 바이러스, 세균, 스트레스, 날씨의 변화 등을 나쁜 기운인 '사기邪氣'라고 합니다. 정기와 사기의 싸움에서 정기가 부족하거나 사기가 강하면 병에 걸립니다. 반대로 정기를 충분하게 해주거나 사기를 약하게 하면 병을 예방하거나 치료할 수 있어요.

정기가 부족한 경우를 허증, 정기를 보충해주는 치료를 해줘야 하고요.

사기가 강한 경우를 실증, 사기를 없애주는 치료를 해줘야 하는 거죠.

한열

한열寒熱. 이 개념도 많이 낯설 텐데요. "나는 몸에 열이 많아서 인삼을 먹으면 머리가 아프다"라거나, "평소 배가 차서 수박을 먹으면 설사한다" 같은 말을 들어본 적 있으신가요? 그렇다면 그런 말을 한 사람은 한열에 대한 개념을 이미 알고 있는 거에요!

한자 그대로 해석하면 '한寒'은 차가움, '열熱'은 더움·따뜻함이지요. 유독 추위에 약한 사람이 있기도 하고, 조금만 더워도 땀을 비오듯 쏟는 사람도 있습니다.

우리 몸뿐 아니라 음식에도 한열이 있는데요, 따뜻한 성질의 음식으로는 인삼 외에도 생강, 마늘, 대추, 닭고기 등이 있고 반대로 수박, 참외, 오이, 돼지고기, 박하 등은 차가운 성질을 가지고 있습니다.

평소 몸에 열이 많다면 따뜻한 성질의 음식을 멀리하고, 몸이 찬 사람은 차가운 성질의 음식은 피하는 것이 좋습니다. 이렇게 내 몸과 음식의 한열을 알면 음식을 통해서도 컨디션을 보다 쉽게 관리할 수 있어요.

우리 몸속의 줄자

이 책에는 여러 가지 증상에 활용할 수 있는 혈자리들을 소개하고 있습니다. 직관적으로 위치를 알 수 있는 혈자리도 있지만, 그렇지 않은 경우도 있습니다.

우리는 키와 체격이 모두 달라 경혈의 위치를 어디서 몇 ㎝로 통일해서 표현하기 어렵습니다. 이러한 개인차를 반영하기 위해 한의학에서는 사람마다 다른 '줄자'를 적용하고 있습니다. 손가락 마디 길이로 몸의 혈을 잡는 '동신촌법^{同身寸法}'이 바로 그것인데요. 이 책을

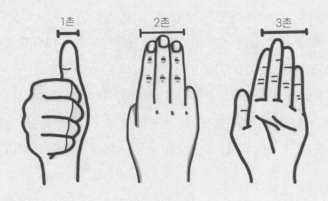

읽고 있는 여러분들의 손가락을 이용하는 것입니다!

엄지손가락의 가로 폭은 1촌, 두 번째 손가락에서 네 번째 손가락까지의 가로 폭은 2촌, 두 번째 손가락에서 다섯 번째 손가락까지의 가로 폭은 3촌입니다.

조금씩 오차가 있겠지만, 내 몸을 이용해서 길이를 재는 방법이라 언제 어디서든 쉽게 혈자리를 찾을 수 있습니다!

목차

1

바닥이 뱅글뱅글 돌아요
#어지럼증

"어제 또 쓰러졌어요."

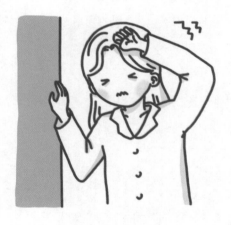

　30대 초반 직장인 여성 P 씨는 최근 점점 어지럼증이 심해진다고
했습니다. 언제 어지럼증이 찾아오는지는 잘 모르겠지만 늘 무언가
를 잡고 있어야 한다는 강박관념이 생기고, 불안과 우울이 점점 심

해진다고 하네요.

어지럼증은 다양한 질환이나 상태에 의해 발생할 수 있습니다. 어지럼증은 환자가 호소하는 증상이 주관적이기 때문에 진단이 쉽지 않아 원인을 정확히 파악하는 것이 중요합니다.

- **중추성 어지럼증:** 지속 시간 긴 편, 점진적으로 발생, 신경학적 손상 가능성
- **말초성 어지럼증:** 지속 시간 짧은 편, 재발이 잦음, 특정 자세와 연관, 이명, 난청 등을 동반할 가능성
- **이 외:** 경추성 어지럼증, 순환기병변 원인성 어지럼증, 혈액학적 원인성 어지럼증 등

우리가 어지럼증을 겪을 때 가장 먼저 의심하고 감별이 필요한 질환이 있는데요, 메니에르 증후군입니다.

메니에르 증후군 특징?
1. 초기에 이명 혹은 난청, 귀 막히는 느낌이 있다.
2. 회전감 있는 어지럼증이 20~30분에서 수 시간 지속되다가 호전된다.
3. 소화기 장애, 구역감, 설사 등이 동반될 수 있다.
4. 두통, 뒷목 강직 등의 근골격계 증상이 동반될 수 있다.

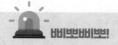
삐뽀삐뽀!

어지럼증과 다음 증상이 동반된다면 얼른 응급실로 가야 해요!

• 어지럼증과 몸 한쪽의 힘이 쭉 빠지거나 마비되는 증상
  말이 어눌해지면서 갑자기 발음이 부정확해지는 증상
  갑자기 시력이 떨어지면서 눈이 어두워지는 증상
  머리가 깨질 듯한 심한 통증
  ➡ 뇌졸중의 전조증상을 의심해볼 수 있어요!

• 어지럼증과 가슴이 조이는 듯한 느낌, 가슴 통증, 메스꺼움, 구토, 20분 이
  상 지속되는 왼쪽 가슴·어깨·팔·목·턱의 통증
  ➡ 심근경색, 협심증 등의 심장질환을 의심해봐야 해요!

• 당뇨 환자인데, 공복 상태에서 등산이나 운동 중 나타나는 어지럼증
  ➡ 저혈당 쇼크의 가능성이 있습니다. 얼른 설탕물, 사탕, 주스, 초콜릿 등
  을 섭취하세요!

우리가 주목하고자 하는 어지럼증은 심인성 어지럼증Psychogenic Dizziness입니다. 신경학적 진찰 소견은 정상이며, 스트레스를 받는 상황에선 악화됩니다. 국내에서 심인성 어지럼증은 어지럼증 환자 중에서 22.6%를 차지한다고 합니다.

심인성 어지럼증은 머리 안이 빙빙 도는 느낌Interval Spinning, 붕 뜨는 느낌Floating, 흔들림Rocking 등이 혼재된 비특이적 어지럼증입니다.

공황 장애Panic Disorder, 광장공포증Agoraphobia, 범불안장애Generalized Anxiety Disorder, 우울증Depressive Disorder, 신체형장애Somatic Symptom Disorder, 히스테리아Hysteria, 외상후스트레스장애Post-Traumatic Stress Disorder, PTSD 등이 원인이 될 수 있습니다.

심인성 어지럼증의 경우 양방에서는 기분장애와 불안장애에 따른 약물치료와 심리치료를 진행합니다. 하지만 정확한 치료 가이드라인이 아직 정립되지 않았어요. 심인성 어지럼증의 경우 갑자기 구역감을 느끼거나 어지러워지는데, 이때 환자는 더욱 당황하고 불안함을 느끼며 악화하는 경우가 많습니다. 어지럼증 증상이 나타나고 → 스트레스가 더 증가하고 → 어지럼증 증상이 악화되는 패턴은 다른 신체화·심신증도 마찬가지입니다.

생활요법으로는 카페인이 든 음식, 술, 담배, 스트레스는 당연히 멀리해야 하고, 소금섭취를 확 줄이는(하루 1g) 저염식을 권장합니다.

복식호흡

갑자기 어지럼증이 느껴질 때 응급조치는 '복식호흡'입니다. 우리가 100m 달리기를 하고 나면 숨이 헥헥대며 가빠지죠, 그때는 흉식호흡만 합니다. 그런데 심리적인 안정을 위해서는 최대한 길고 천천히 호흡하는 것이 도움이 됩니다. 코로 숨을 깊이 들이마실 때 아랫배가 나오고, 입으로 천천히 내쉴 때 아랫배가 들어가도록 해보세요. 잘되고 있는 건지 모르겠다면 가슴과 배에 한 손씩 올려놓아 보세요. 이 자세에서 코로 숨을 마시고 입으로 숨을 뱉을 때 가슴은 움직이지 않고 배에 올려놓은 손만 위아래로 움직이는지 보면 됩니다. 복식호흡이 적응되면, 마시는 숨과 내쉬는 숨의 비율을 1:2로 해보면 긴장이 더 자연스럽게 풀어집니다. 처음 4초 정도 숨을 마시고, 잠깐 숨을 참았다가 8초 동안 숨을 내쉬는 식으로 호흡해보세요. 4초와 8초가 너무 길다면 3초, 6초로 줄여서 호흡하는 것도 괜찮습니다. 심리적인 안정에 도움되고, 산소공급량을 늘려 어지럼증 증상의 완화에도 도움이 됩니다.

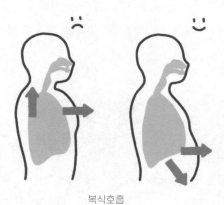

복식호흡

한의학에서는 심인성 어지럼증 치료 시 우선 소화기능과의 연관성을 많이 봅니다. 정상적으로 소화, 흡수, 배설을 시키지 못하여 생긴, 체내의 노폐물을 습담濕痰이라 칭하는데, 이 때문에 여러 증상 중 대표적으로 어지럼증을 일으키게 됩니다.

1 규칙적인 시간에 매일 비슷한 양의 식사를 하고

2 너무 차갑거나 기름지거나 자극적인(특히 매운) 음식을 피하고

3 될 수 있으면 따뜻하고 부드럽고 담백한 음식을 가까이하세요.

배를 따뜻하게 유지하는 것도 중요하며, 선천적으로 배가 찬 경우에는 한의원에서 뜸치료를 꼭 병행하세요!

소변 불편감도 어지럼증과 연관이 있다고 봅니다. 이뇨효과가 있는 수박, 참외, 오이 등을 자주 드시기를 권합니다. 이 식이요법은 한약 처방에서도 연관을 찾을 수 있습니다. 환자분들과 말씀을 나누다 보면 본인이 소변에 문제가 있는지 잘 모르는 분들이 많습니다. 아래의 증상이 있는지 점검해보세요.

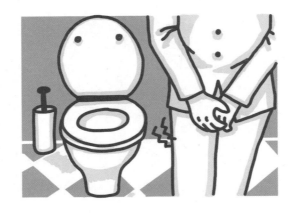

1 소변 횟수: 깨어있는 시간 동안 하루 5~7회가 정상. 10회 이상

은 과다, 3회 이하는 과소

2 소변 급박: 소변을 잘 참지 못해 뛰어가야 하거나, 실수하는 경우가 있다.

3 잔뇨감: 소변이 더 나와야 할 것 같은데 잘 나오지 않는다.

4 야뇨: 밤에 소변 때문에 자꾸 깬다.

5 기타: 배뇨를 잘 시작하지 못한다, 소변 볼 때 아프다, 소변이 방울방울 떨어진다.

이러한 증상이 있으면서, 어지럼증이 같이 나타나는 경우가 많습니다. 우리 몸의 수액대사水液代謝를 원활하게 해주면서 심리적 안정을 취해주는 한약 처방을 해드리면 여러 증상이 함께 좋아집니다.

마지막으로 어지럼증을 완화하는 혈자리는 '예풍혈'입니다.

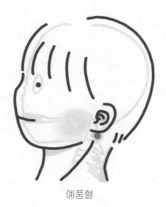

예풍혈

멀미 예방하는 스티커를 붙이는 바로 그 자리! 턱뼈와 귀 바로 아래 유양돌기의 사이의 예풍혈을 양손으로 꾹 10초 이상 눌러주세요!

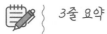

3줄 요약

1. 천천히 복식호흡으로 몸도 마음도 안정시키기!
2. 평소 소화기능과 소변건강 챙기기!
3. 예풍혈 꾹꾹 눌러주기!

뒷목이 당겨서 손이 가요
#항강

"네가 어떻게 감히 나에게!!!" (뒷목 잡고 쓰러지려 한다.)
"회장님!!!"

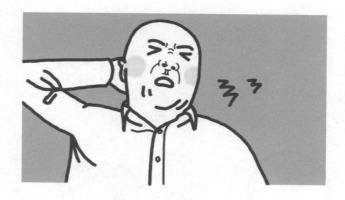

드라마에서 불같이 화를 내다 뒷목 잡고 쓰러지는 장면을 본 적 있으시죠?

뻔한 전개인데도 뒷목을 잡는 순간 우리는 '아, 진짜 화나는 상황이구나.' 알게 됩니다. 이렇게 뒷목項, 항 이 강직되는強, 강 증상을 한의학에서는 항강증이라고 부릅니다.

구분해야 할 질환

• 긴장성두통

항강증은 긴장성두통으로 인해서 나타나기도 하는데요. 긴장성두통은 양측 측두근이나 후두부위를 조이거나 누르는 것 같은 통증으로 표현됩니다. 원인이 확실히 밝혀지진 않았지만, 스트레스와의 연관성이 있고, 주변 근육의 경직과도 연관이 높다고 알려졌어요. 가벼운 경우 스트레칭이나 안마처럼 근육을 이완시켜주거나 진통제 복용으로 호전되기도 하지만 심한 경우 반대로 진통제 남용에 따른 약물 과용 두통으로 이어지기도 합니다.

• 경추 추간판 탈출증

흔히 "경추 디스크"라고 불리는 경추 추간판 탈출증은 우리 목뼈

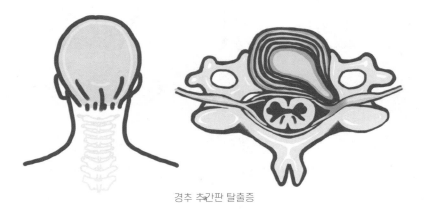

경추 추간판 탈출증

(경추) 사이사이에 있는 디스크가 압박을 받아 튀어나오고, 주변의 신경을 눌러 팔과 손으로 짜릿한 느낌을 유발합니다. 목 통증과 팔 저림이 대표적인 증상이지만 어깨통증과 두통이 동반되기도 합니다.

간단한 자가테스트를 알려드릴 테니 지금 해보세요!

스펄링 테스트 Spurling Test

1. 고개를 뒤로 천천히 젖힙니다.
2. 뒤로 젖힌 상태에서 통증이 있는 방향(우측 혹은 좌측)으로 고개를 돌립니다.
3. 이때 목에서부터 팔 아래까지 통증이 짜릿하게 느껴지면, 경추 추간판 탈출증일 가능성이 높습니다. 진료 시에는 2번 항목에서 추가로 한의사가 환자의 머리 위에서 아래쪽으로 압박을 가하여 방사통을 확인합니다.

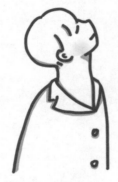

1단계: 목을 뒤로 젖힌다.

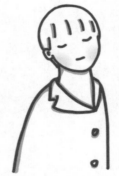

2단계: 통증이 있는 쪽으로 고개를 돌린다.

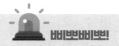

삐뽀삐뽀!

항강증과 함께 다음 증상들이 나타난다면, 뇌동맥류(뇌혈관 벽에 미세한 균열이 생기고 비정상적으로 부풀어 오르는 혈관 질환) 파열에 의한 뇌출혈을 의심할 수 있습니다.

1. 의식저하
2. 극심한 두통
3. 오심과 구토
4. 눈의 이상
   ① 사시斜視(두 눈이 똑바로 정렬되지 않은 상태)
   ② 복시複視(사물이 이중으로 보이는 현상)
   ③ 안검하수(윗눈꺼풀이 늘어지는 현상)

이때는 최대한 빠르게 응급실에 가서 CT, MRI, 뇌혈관 조영술 등의 검사를 받아야 합니다.

그 밖에 추워진 날씨에 뒷목이 으슬으슬해도 항강증이 올 수 있고요, 교통사고로 목에 무리가 와서 항강증이 올 수도 있지만 특별한 원인을 잘 모르겠다면 드라마에서처럼 스트레스가 주요인일 수 있습니다.

흥미로운 연구가 있는데요, 스트레스를 받으면 항강증이 오는 31명과 그런 증상이 없는 32명을 대상으로 조사를 해봤더니 항강증 증상이 강할수록 스트레스와 불안·분노·우울이 높게 나타났습니다.

특히 스트레스와 불안에서 높은 상관관계가 있었다고 하네요. 그런데 이와 함께 우리가 간과하지 말아야 할 항강증의 주요 원인이 있습니다. 바로 '자세'입니다.

아래 두 사람 중 누가 항강증을 호소할까요?

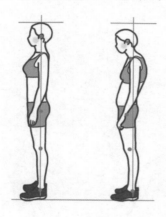

아래 두 사람 중 누가 평소 스트레스를 많이 받았을까요?

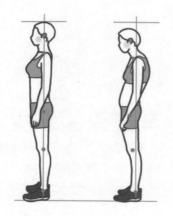

평소 우리가 많이 취하는 자세가 항강증과 스트레스의 원인이 될 수 있습니다. 직장인, 학생들은 VDT 증후군에 시달립니다. 하루 일과 중 상당히 많은 시간을 컴퓨터 앞에서 보내거나 스마트폰을 보며 지냅니다. 점점 모니터 안으로 들어가는 자신을 발견할 수 있습니다. 일자목·거북목이 되는 거죠. 게다가 어깨가 앞으로 말리는 라운드숄더가 되고 등은 뒤로 밀리게 되죠.

거북목 증후군

정상목　　　흉쇄유돌근　　　거북목

VDT 증후군이란?

Visual Display Terminal Syndrome

스마트폰이나 컴퓨터 모니터와 같은 영상 기기를 오랫동안 사용해 생기는 눈의 피로, 어깨·목 통증 등의 증상을 통칭하는 용어다. 안구건조증, 거북목 증후군이나 어깨·목 통증 등이 모두 VDT 증후군의 증상에 포함된다.

목 주변 근육이 경직되면서 혈류순환을 방해하고 뒷목 통증, 두통, 안구출혈, 탈모, 기억력 감퇴 등을 유발합니다.

항강증을 비롯하여 두통의 다양한 종류를 떠나서 바른 자세가 가장 기본입니다. 효과적인 운동을 알려드릴 테니 매일매일 해보세요! '치킨 체조'라는 운동입니다.

치킨 체조 **하나!**
1 양 손바닥을 바깥쪽으로 향하게 하고, 본인 어깨선보다 뒤쪽에 놓습니다.
2 턱은 뒤로 당겨서 두턱을 만들어주세요.
3 이 자세로 10초 유지, 수시로 하루 10번 이상 해주세요!

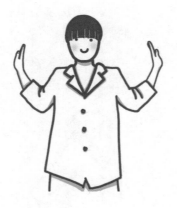

치킨 체조 **둘!**
1 치킨 체조 하나에서 양 손바닥을 뒤 아래로 천천히 내립니다.

2 등 근육이 조여지는 느낌을 받았나요?

3 이 상태에서 다시 10초 유지, 역시 수시로 하루 10회 이상 해
주세요!

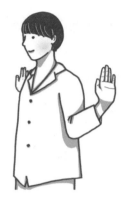

치킨 체조 **셋!**

1 손을 뒤로 깍지 끼고 천천히 위로 올립니다.

2 고개는 뒤로 젖혀주세요.

3 등 근육의 긴장감을 느끼면서 10초 유지, 역시나 하루 10회 이
상 해주세요!

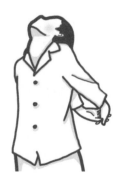

약차

한약을 차로 마시기를 권하기가 참 어려울 때가 있습니다. 워낙 많은 약재가 있기도 하고, 환자분들의 체질과 증상에 따라 같은 항강증이라도 딱 맞는 약재들이 다르거든요. 게다가 하나의 약재만으로 병을 치료하는 것보다 여러 가지 약재를 조화롭게 구성하여 '처방'으로 한약을 복용하는 것이 효과적입니다. 그럼에도 불구하고 항강증 초기에 간단하게 약차로 호전되고 싶은 분들을 위해 크게 두 가지를 추천해드립니다.

아래 소개해드리는 약재를 4~6g가량 200㎖ 뜨거운 물에 넣어 우려보세요. 약 30분 우려내다 보면 물의 양이 150㎖ 정도로 줄게 됩니다. 온기를 느끼며 마시되, 번거롭다면 처음부터 120㎖가량의 끓인 물을 넣어 3~5분간 약재를 우린 뒤 따뜻하게 드시면 됩니다.

• **나는 평소 추위를 많이 탄다, 손발이 차다, 소화가 잘 안 된다.**

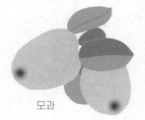

따뜻한 성질의 약재인 모과는 모과나무 열매입니다. 딱딱하게 굳은 근육을 풀어주는 효과가 있고 소화기능 정상화를 도와주기 때문에 항강증 치료에 효과적입니다.

모과

• **나는 더위를 더 많이 탄다, 목이 굵다, 술을 좋아한다.**

갈근은 칡이라는 이름으로 더 익숙한 약재입니다. 근육을 풀어주면서 열을 내려주는 효과를 냅니다. 게다가 숙취 해소에 도움이 되기 때문에 잦은 음주로 항강증을 호소하는 분들에게 딱 좋습니다.

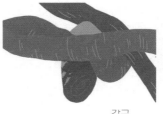

갈근

후계혈

당연히 뒷목이 딱딱하게 굳어 있으니 주변 근육을 마사지해주는 것이 도움 될 수 있지만, 너무 경직되어 있을 때는 해당 근육을 마사지하는 것이 오히려 경직을 유발하기도 합니다. 이럴 때는 손에 있는 특효혈이 있는데요, 바로 후계혈입니다.

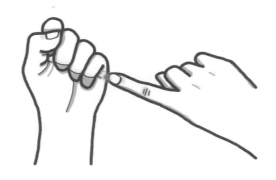

1 주먹을 꼭 쥐어보세요.
2 다섯 번째 손가락 옆 날에, 손바닥 쪽 손금의 끝부분 톡 튀어 나온 곳이 있어요. 바로 그곳이 '후계혈'입니다.

우측 항강증이 심하다면 좌측 후계혈을 자극해주면서, 목을 살살 앞뒤 양옆으로 천천히 스트레칭 해주세요.

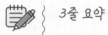

3줄 요약

1. 뒷목 통증의 원인은 정말 다양하다.
2. 구부정한 자세가 우울증과 화병, 뒷목 통증을 함께 유발할 수 있다.
3. 치킨 체조, 갈근 혹은 모과, 후계혈 마사지로 항강증과 이별하자!

후끈후끈! 열이 치솟아요
#상열감

휴학 중인 25세 남자 대학생이 상열감을 주소증으로 내원했습니다. 최근 진로에 대한 고민으로 그는 검사실에서 대기하는 짧은 시간 동안에도 가만히 있지 못하고 열감으로 답답해했습니다.

무더운 여름철이면 그 증상이 더 심해져, 땀이 별로 없는 편인데도 불구하고 손발과 목 등을 포함한 전신에 땀이 부쩍 난다고 호소했죠. 심지어는 에어컨을 켜도 덥다고 말했습니다. 때로는 두통과 가슴 답답함, 열감이 동시에 올라오고, 때로는 오히려 오싹하고 서늘한 느낌과 불안감 또한 동반된다고요. 그런데 막상 체온을 측정해보면 정상이랍니다(반대로 체온이 높게 나타나는 경우도 흔히 있습니다). 본인의 증상을 어떻게 표현할지, 듣는 사람이 이상하게 받아들이지는 않을지에 대한 답답함이 그대로 느껴졌습니다.

상열감^{上熱感}. 문자 그대로 열이 위로 치받는 느낌입니다. 일반적으로는 갱년기에 접어든 여성들이 흔히 호소하는 증상입니다. 그러나 위의 환자분처럼 갱년기와 전혀 무관한 사람들에게도 뜬금없이 찾아오는 경우도 많습니다.

아래 증상을 통해 상열감의 정도를 체크해보세요.

✔ **가벼운 증상**Mild
한번 시작하면 5분 미만으로 지속됩니다. 열감이 있고 얼굴이 붉어지지지만, 땀은 나지 않습니다. 감정적인 변화도 없습니다. 안면홍조를 가라앉히기 위해 다른 행동을 할 필요가 없습니다.

✔ **중간 증상**Moderate
한번 시작하면 5~15분까지 지속됩니다. 머리·얼굴·목·귀 혹은 전신에 열감이 느껴지며 땀이 납니다. 긴장하거나 신경질이 납니다. 일상생활은 지속할 수 있습니다. 열감 때문에 선풍기와 에어컨을 사용하거나 찬바람을 쐬어야 합니다. 밤에 이불을 차거나 옷을 얇게 입습니다.

✔ **심한 증상**Severe
한번 시작하면 15~20분까지 지속됩니다. 타오르는 듯한 열감이 느껴집니다. 심하게 땀을 흘립니다. 홍조 발생 시 심하게 당황하거나 긴장합니다. 안면홍조가 시작되면 하고 있던 일을 멈춰야 할 필요를 느낍니다. 이불을 덮지 않으려 하고, 옷을 얇게 입습니다.

✔ **아주 심한 증상**Very Severe
한번 시작하면 20분 이상 지속됩니다. 끓는 듯한 아주 심한 열감이 느껴집니다. 심하게 땀을 흘리는 상황이 반복됩니다. 우울감 및 탈출하고 싶은 욕구를 느낍니다. 일상생활을 하기 어렵습니다. 숨쉬기 힘들고, 근육 경련 혹은 쥐가 나는 것을 느낍니다. 차가운 물로 샤워하거나 얼음을 피부에 대고 싶어 합니다. 밤에 자주 깨어 있습니다.

여성의 난소는 가임기 동안 에스트로겐 및 프로게스테론이라고 하는 호르몬을 주기적으로 분비하는데, 나이가 듦에 따라 서서히 그 기능을 상실하게 됩니다. 이 시기를 갱년기라 하고, 상열감을 호소하는 경우가 많습니다. 현대 의학에서는 갱년기 증상에 대해 호르몬 대체요법Hormone Replacement Therapy, HRT을 채택하고 있습니다. 그러나 호르몬 대체요법의 경우 부작용(자궁내막암 유발) 가능성이 있을 뿐만 아니라, 프로게스테론 호르몬 요법과 병용 시 복용 초기에 관상동맥질환을 유발할 가능성이 있으니 주의하셔야 합니다.

　　남성의 경우, 자율신경계에 이상이 생긴 경우 상열감이 나타나는 경우가 흔합니다. 우리 몸에는 교감신경과 부교감신경이라고 하는, 서로 다른 종류의 신경계통이 길항을 이루어 변화하는 외부 세계에 대처하여 체내 환경을 일정하게 유지하려는 성질이 있습니다. 교감신경의 주 키워드를 압축하자면 Fight or Flight, 즉 긴장되고, 외부의 위협에 대처해야 할 상황에서 항진되죠. 반대로 부교감신경은 Rest or Digest, 즉 몸이 이완되고, 휴식이 이루어지는 상태에서 항진되는데, 이것이 너무 과도한 것도 문제가 될 수 있습니다. 예를 들어 우울증이나 무기력 상태에서도 항진될 수 있습니다.

　　이 항상성을 유지하는 균형과 기능에 이상이 생길 경우 우리 몸에 여러 변화가 나타나며 상열감 역시 이때 나타나는 증상 중 하나에 해당하게 됩니다. 급성 스트레스 상황에서는 앞서 말한 교감신경이 항진되고, 그 결과로 나타나는 증상 중 하나가 바로 상열감입니다.

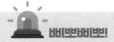

삐뽀삐뽀!

COVID-19처럼 대부분의 감염병 증상으로 상열감을 포함한 발열이 있을 수 있어요. 37.5℃ 이상, 특히 38℃ 이상의 발열이 며칠 동안 지속된다면, 감염의 가능성을 배제해서는 안 됩니다. 이 경우에는 꼭 감별진단을 받아야 하고, 열을 내리기 위해 적절한 의학적 처치가 필요합니다.

그럼 도대체 어떻게 하면 이 상열감, 불편감에서 벗어날 수 있을까요?

상열감 개선을 위해서는, 매운 음식을 먹으며 스트레스를 해소하는 분들에게는 슬픈 말이지만, 자극적이고 매운 음식의 섭취를 피하시는 것이 필수적입니다. 마라탕·마라샹궈·떡볶이·매운 라면 등…. 맛있게 먹었더라도 섭취 후에 땀이 나고 열이 나는 느낌이 조금이라도 드는 음식들은 삼가야 증상 개선에 도움이 됩니다.

반신욕

주 1~2회 정도의 반신욕이 도움 될 수 있습니다. 보통 사람의 경우 상열감이 없더라도 몸의 상반신이 하반신보다 체온이 높은 경향이 있는데, 반신욕을 하게 되면 따뜻해진 하반신과 상반신이 균형을 이루어 심장에 부담을 주지 않으면서 신진대사를 촉진시켜 앞서

말한 자율신경계의 부조화를 정상화할 수 있습니다. 욕조에 앉았을 때, 배꼽이 조금 넘을 정도 높이의 물을 받아보세요. 앗! 뜨거워 하며 손을 빼야겠다는 생각이 들지 않을 정도의, 적당한 온기가 느껴질 정도면 충분합니다. 약 15분에서 20분 정도, 콧잔등에 땀이 송골송골 맺힐까 말까 할 정도의 적당한 시간 동안, 다른 생각일랑 잊어버리고 온전히 '나'에게만 집중하며 몸을 맡겨보세요. 어지럽거나 숨이 답답해질 정도의 장시간은 권하지 않습니다.

계지차(한증)

한의학에서는 대표적으로 계지차가 도움 될 수 있습니다. 일반적으로는 계피가 좀 더 익숙할 텐데요. 계피는 계수나무(육계나무)의 껍질, 그리고 계지는 육계나무의 어린 가지를 말린 것으로 조금 다릅니다. 계지는 열이 위로 치받는 증상, 열이 나는 증상과 두통, 땀이 나는 증상도 치료합니다. 따뜻한 성질임에도 '경맥'이라 하는 기의 터널을 통하게 하는 효능이 있어 상열감을 개선합니다. 매콤하면서 은은히 단맛이 나 마시기에도 어렵지 않습니다. 시나몬 향을 좋아하시는 분들일수록 약이 몸에 더 잘 맞을 수 있겠네요. 단, 소화장애나 피부 가려움증 등의 알레르기를 일으키는 경우도 있으니 조금씩 드셔보세요. 4~6g 정도의 계지를 뜨거운 물 200㎖에 넣어 물의 양이 150㎖ 정도로 줄 때까지 은은하게 30분 이상 우려서 마시는 것을 권합니다.

박하차(열증)

더 쉽게 구하실 수 있는 페퍼민트로 만드는 박하차도 권해드립니다. 박하는 서늘한 성질로 두통을 완화하고 열을 내리는 효능이 있습니다. 박하 특유의 화~하는 성질이 머리를 맑게 하고 위로 치솟는 기운을

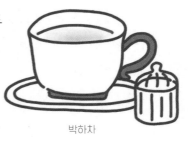

박하차

아래로 내려줍니다. 박하는 탕약을 달일 때 마지막 단계에서 짧은 시간 탕전을 하는 약재 중 하나입니다. 이러한 방식을 후하(後下)라고 하는데, 오래 끓이면 오히려 약효가 떨어지기 때문입니다. 4~6g가량의 박하에 120㎖의 끓인 물을 넣어 5~10분 짧게 약재를 우린 뒤 따뜻하게 마셔보세요.

소부혈

손바닥을 들어 주먹을 꼭 쥐어보세요. 다섯 번째 손톱이 닿는 위치, 손바닥에서 다섯 번째 손가락뼈와 네 번째 손가락뼈 사이 움푹 들어간 곳에 소부혈이 위치합니다. 소부혈은 심장의 열을 내려주는 혈자리로 상열감뿐 아니라 가슴 답답함, 스트레스로 인한 울화 등도 낮추는 데 도움을 줍니다. 지금 바로 소부혈을 반대쪽 엄지 손가락으로 꾹꾹 눌러 지압해보세요. 10초가량 지

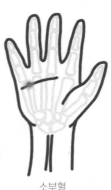

소부혈

그시 눌렀다 떼는 것을 2~3회 반복해주시면 좋습니다.

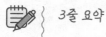

3줄 요약

1. 상열감은 비단 여성의 갱년기 증후군에만 국한되는 증상이 아니다. 누구에게나 스트레스성으로도 나타난다.
2. 반신욕을 통해 상반신에 쏠린 열기를 아래로 내려주자.
3. 박하차나 계피차도 상반신의 열을 내리는 데 도움이 된다.

4

귀에서 매미가 울어요
#이명

치료하던 환자분 중 60대 여성분이 있었어요. 항상 목과 어깨가 무겁다며 침 치료를 받으셨지요. 하루는 이명이 오래되었는데 낫지 않아 힘들다고 하셨습니다. 컨디션이 괜찮은 날에는 이명도 심하지 않은데, 스트레스 받거나 몸이 피곤하면 이명 소리가 커지면서 잠을 이루기도 어렵다고요. 병원에 가서 검사를 받아도 특별한 이상은 없고, 노화로 인한 것이니 어쩔 수 없다는 이야기를 들었다며 한숨을

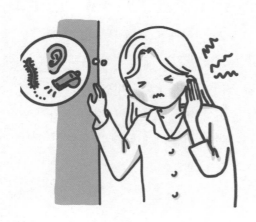

쉬셨죠.

밖에서 나는 소리는 없는데, 나에게만 들리는 소음을 '이명'이라고 합니다. "나는 이명이 없는데?" 하더라도 조용한 곳에 있으면 한 번 정도는 귀를 울리는 작은 소리를 들어보았을 수 있어요. 해외 연구에 따르면 이명이 없는 일반인을 대상으로 주변 소음을 조절한 무음실에 5분 동안 머무르게 했을 때 94%가량이 이명을 느꼈다는 보고도 있습니다. 이를 Heller & Bergman 효과라고 합니다. 이런 이명은 생리적 이명이라고 부르며, 이건 치료의 대상으로 보지 않아요. 하지만 이명이 자신을 괴롭히는 정도의 크기로 지속되면 치료가 꼭 필요합니다.

이명은 내이와 청신경, 뇌와 같이 소리를 느끼는 신경계의 이상으로 생긴 일종의 과민반응이라고 볼 수 있습니다. 말초신경계와 중추신경계, 자율신경계의 과민 등으로 인해 생긴다고는 하지만 아직 명확하게 밝혀진 상태는 아니에요. 원인으로는 오랜 시간 소음에 노출되어 생기는 손상과 노인성 난청이 가장 흔하고 그 외에도 약물 부작용이나 메니에르병(어지럼증에서도 보셨지요?), 귀의 근육 긴장, 종양이나 당뇨, 갑상선 이상, 채찍질 손상과 같은 질환이 있습니다. 이 외에도 고혈압이나 흡연력·술·카페인 섭취 등도 영향이 있다고 알려졌지요.

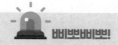
삐뽀삐뽀!

이명이 심하지 않다면 휴식하면서 경과를 지켜볼 수 있지만, 이명과 함께 청력이 떨어지거나 어지럼증, 두통이 함께 생긴다면 병원에서 정밀검사를 받아보는 것이 좋습니다.

효과적인 이명 치료법 역시 아직 명확하지 않아요. 카페인과 니코틴을 피하고, 청력이 저하되어 있다면 보청기를 하거나 이명을 무시하는 훈련도 도움이 된다고 합니다. 실제로 이명의 진단과 원인을 찾는 것이 어려운 경우가 많고, 종양과 같은 심각한 문제가 아니라면 생명에 직접적인 위험이 거의 없기도 해요.

그럼에도 불구하고 이명을 중요하게 봐야 합니다.

이명이 우울·불안·스트레스와 연관되어 있다는 연구가 많아요. 우리나라에서 감각신경성 이명 환자를 대상으로 조사한 연구에서도 이명이 없는 사람보다 이명이 있는 경우 스트레스나 우울·불안의 정도가 심각할 수 있다는 결과를 찾을 수 있고요. 반대로 스트레스가 심해지면 이명의 크기나 이명으로 인한 괴로움이 더 심해지기도 합니다. 이명 발생에 자율신경계 등이 관련되다 보니 심리적 스트레스나 불안·우울 등이 이명의 발생에 더 영향을 끼칠 수 있다고 보이는 거죠. 평소 이명을 겪어본 분이라면 정신적으로나 육체적으로 피곤할 때 이명이 생기거나 더욱 심해지는 경향성이 있다는 걸 아실 거예요. 흔히 "스트레스 때문입니다"라고 말하는 경우가 바로 이런 경우겠죠? 이렇다 보니 이명으로 인한 괴로움을 측정하는 검사도 있어요. 주로 이명 치료 전후에 체크하여 결과를 비교하는 데 사용하죠.

그럼 이명은 한의학적으로 어떻게 볼 수 있을까요?

귀는 우리 몸 전체를 흐르는 경락이 많이 지나가는 부위인 만큼 여러 가지 원인에 따라 이명이 생길 수 있어요. 크게 두 가지로 나누어볼 수 있는데,

1 '정기(우리 몸의 건강한 생리 기능이나 영양)'가 부족해지면서 맑은 기가 머리·귀까지 올라가지 못해서 생길 수 있어요(보통 노화와 관련이 깊죠).
2 간담에 화가 쌓이면서(쉽게 표현하면 스트레스와 피로가 쌓이면서), 그 화가 위로 치밀어 오르면서 생긴다고 볼 수 있어요.

그럼 우리는 이명을 어떻게 치료하고 예방할 수 있을까요?

일상생활에서의 관리가 중요합니다. 아주 큰 소리가 들리거나 소음이 계속되는 환경은 최대한 피하세요. 헤드폰이나 이어폰도 너무 오랫동안 사용하지 않아야 하고요. 술이나 카페인·담배도 이명과 관련 있다는 보고가 많으니 피해야겠죠?

이문·청궁·청회혈 지압하기

귀 주변 혈자리를 지압하는 것이 이명에 도움이 됩니다. 청력 저하가 없는 이명 환자를 대상으로 머리와 귀 주변 혈자리에 침을 놓았을 때 이명의 강도에 대한 주관적인 인지가 감소했다는 연구 결과가 있습니다. 이명이 있다면, 귀 주변으로 넓게 꾹꾹 눌러주는 것도 도움이 될 거예요. 귓구멍에서 얼굴 쪽으로 나올 때 귓구멍 바로 앞에 동그란 살이 있지요? 이 살의 정중앙, 살짝 들어간 곳이 바로 청궁혈이고, 그 위로 0.5㎝가 이문혈, 반대로 0.5㎝ 아래가 청회혈이에요. 이 세 가지 혈자리는 귀 바로 앞에 있어서 이명 치료에 사용되는 혈자리 중 가장 쉽게 떠올릴 수 있는 위치인 만큼 지압할 때 잊지 말고 꼭 눌러주세요. 청궁·이문·청회혈 이외에 귀 주변이나 머리 쪽을 눌러보았을 때 아픈 곳이 있다면 함께 지압해주세요.

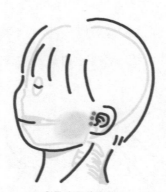

이문·청궁·청회혈

뒷목 스트레칭

스트레칭도 이명에 도움이 됩니다. 스트레스를 많이 받으면 자세도 구부정해지고, 뒷목도 뻣뻣해지는 경우가 많아요. 뒷목 근육이 만성적으로 긴장하면서 통증이 생기면 이명이 더 심해질 수 있기 때문에 목 근육을 스트레칭 해주면 좋아요.

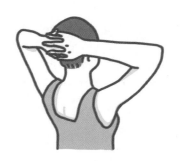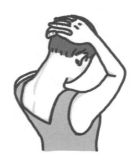

깍지 낀 손으로 뒤통수를 가볍게 10초 동안 눌러주었다가, 반대로 손을 턱에 받친 후 고개를 뒤로 길게 젖혀주세요. 마찬가지로 10초간 천천히 숨 쉬면서 부드럽게 늘려주면 좋습니다.

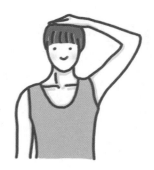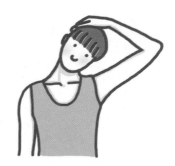

이렇게 고개를 앞뒤로 움직였다면, 이번에는 한 손으로 반대편 머리 측면을 잡고 살포시 당기면서 옆 목을 길게 늘여주세요. 이때, 몸통이나 어깨가 스트레칭 하는 방향으로 기울어지지 않도록 주의해주세요. 만약 어렵다면, 늘어나고 있는 방향의 팔을 가만히 두지 말고 뒷짐 지는 자세를 하면 어깨가 고정되어서 훨씬 쉽게 스트레칭할 수 있어요.

구기자차(허증)·영지차(실증)

• 정기가 허해서 오는 이명에는 구기자차

구기자는 정기를 더해주면서 자양강장하는 한약재로 이명 회복뿐만 아니라 피로해소와 동맥경화 예방에도 좋아요.

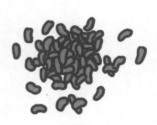

구기자

• 간화가 쌓인 경우에는 영지차

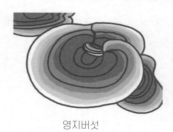

영지버섯

영지는 '불로초'라고도 불렸어요. 이명과 함께 지방간이나 콜레스테롤 수치가 높을 때, 혈압이 높을 때, 불면이나 신경쇠약이 있을 때에도 사용할 수 있어요.

구기자나 영지는 4g 정도 200㎖의 뜨거운 물에 넣어서 30분 정도 우려먹거나, 120㎖ 정도의 끓는 물에 넣고 3분 정도 우린 뒤 마시면 됩니다. 영지는 맛이 쓰기 때문에 감초를 한 조각 넣어서 함께 우려먹거나 꿀을 타서 먹어도 좋아요.

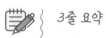

3줄 요약

1. 이명은 종양처럼 심각한 문제가 아니라면, 스트레스나 우울, 불안과 연관되는 경우가 많다!

2. 귀 주변 지압하면서 뒷목 스트레칭 하기.

3. 몸이 허할 때는 구기자차를, 스트레스가 많이 쌓였을 때에는 영지차 마시기.

5

켁켁, 목에 뭔가 있는 듯 거북해요
#매핵기

매실 씨앗을 본 적이 있으신가요? 엄지손톱 한두 개를 겹친 정도 크기의 단단하고 동그란 씨앗입니다.

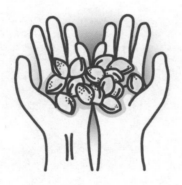

그런데 너무 작지도, 너무 크지도 않은 애매한 크기의 이 씨앗이 목 안에 걸려 있다고 생각해보세요. 목을 아무리 가다듬어도 밑으로 내려가지도 혹은 내뱉기 위해 콜록콜록 애를 써도 올라오지 않는 상황까지도요.

한의학에서는 이러한 증상을 글자 그대로 따라 매핵기梅核氣라고 하는데, 많은 분들이 매핵기로 내원합니다. 뭐라고 표현하기 힘든 이 이물감 때문에 불편한 것은 물론이고, 목뿐 아니라 가슴까지 답답해집니다. 정서적으로는 우울감을 흔하게 동반할 수 있어요.

매핵기란?
목구멍을 막아서 뱉어도 나오지 않고 삼켜도 넘어가지 않는 것이 마치 매실의 씨앗이 있는 것과 같은 것을 말한다.

『동의보감東醫寶鑑』〈외형편外形篇〉인후문咽喉門 — 매핵기

현대의학에서는 매핵기를 히스테리구Globus Hystericus 혹은 인두신경증咽頭神經症으로 보고 있습니다. '목에 무언가 걸려있는 듯한 느낌', '삼키려 해도 삼켜지지 않는 느낌'이 주소증입니다. 내시경을 비롯한 종합검사를 다 해봐도 인두나 식도에는 아무 이상이 없죠.

삐비뽀삐비뽀!

간혹 인두나 후두, 식도에는 별 이상이 없지만, 갑상선이 종대되어 목 안쪽의 구조물을 누르게 되면서 이물감을 느끼게 되는 경우도 있습니다. 이 경우에는 초음파나 혈액검사를 통해 매핵기와 감별하는 것이 꼭 필요합니다.

목이 켁켁 막히는 매핵기, 인두신경증이 있는 경우 원인이 다양

해 하나의 치료법으로 다 해결되기 어렵습니다. 윤상인두근 절개술, 설골부위에 대한 국소마취제 주사, 부분 후두개절제술 등 외과적으로 구조물을 떼어내거나 마취시키는 수술 방법이 있으나, 아직 뚜렷한 효과가 입증되지는 않았습니다. 또한 이러한 수술 방법은 명확하게 나타나는 신체적인 이상이 보이지 않을 때에는 사용하기 어렵습니다.

매핵기는 인두 이물감과 함께 가슴쓰림이나 목·어깨의 근육 뭉침 등이 동반될 수도 있습니다. 증상을 보면 역류성 식도염Gastro-Esophagus Reflux Disease, GERD과 비슷하지요. 식도는 아래로 위와 연결되어 구역반사 등을 제외한 정상적인 상태에서는 음식물이 아래로 내려가야 정상입니다. 그러나 병리적인 상태가 되면 위액이 역류하여 식도까지 침범하면서 목 부근의 이물감과 칼칼함을 자각하게 되는데, 이것이 바로 역류성 식도염입니다. 하지만 매핵기는 정밀검사 시 신

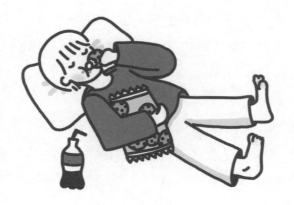

체적인 이상은 보이지 않으므로 현대의학에서는 신경성·스트레스성 질환으로 분류합니다.

한의학에서 매핵기의 원인을 '칠정七情'이라고 하는 일곱 가지의 과도한 감정 자극에 의한 것으로 봅니다. 한의학에서는 신체적인 증상으로 발전할 수 있는 심리적인 측면에 주목하기 때문입니다.

또한, 매핵기를 체액이 잘 순환되지 않고 병적인 물질로 간주하고 덩어리가 되는 '담음痰飮'에 의한 것으로도 봅니다. 쉽게 말하면 가래와 같은 비정상적인 순환에 의한 적체현상의 하나라는 뜻입니다. 앞서 말씀드린 역류성 식도염의 병기와도 연관되는 부분입니다. 이 '담음'은 주로 소화기 질환에 문제가 있을 때 나타납니다.

따라서 매핵기가 있다면 위액을 역류시킬 만한 기름기 많은 음식·카페인·탄산음료 등을 삼가고 식후 바로 눕는 등의 행위는 절대 금하여야 합니다. 구강의 청결이 우선되어야 하며 금주·금연은 기본입니다. 이와 더불어 너무 꽉 끼는 의복은 피하고 비만 환자는 체중을 줄이도록 노력합니다.

이처럼 한의학에서는 소화기 계통을 개선하는 것은 물론, 정신·정서적으로 안정시켜 매핵기를 치료합니다. 이러한 치료 원리에 따라 '반하백출탕'을 많이 처방하는데, 그 효과는 여러 논문에서 확인할 수 있습니다. 이 한약에는 마음을 편안하게 해주는 '복령'(뒤에 '육순근척' 부분에서 자세히 소개될 예정입니다), 원활한 소화를 도와주는 '백출', '진피', '반하', '신곡' 등의 약재가 포함되어 있습니다.

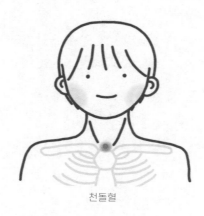

천돌혈

또한, 이러한 매핵기 치료 시 천돌혈을 포함한 혈자리에 '전침'을 시행하여 매핵기를 유의미하게 개선했다는 임상 연구 결과도 있습니다('전침'은 침을 경혈자리에 꽂은 후 침에 전류를 흘려보내 전기 자극을 주는 치료 방법입니다). 해당 경혈을 구역감이 유발되지 않을 정도의 적당한 자극으로 눌러보시기 바랍니다. 기침이나 객담 등 기관지와 관련한 증상에도 도움을 줄 수 있는 혈자리입니다.

목과 쇄골 근처의 근육 역시 목의 이물감 때문에 항상 신경 쓰이고 긴장된 상태이므로, 이 부위의 근육들을 마사지를 통해 풀어주는 것도 도움이 될 수 있습니다. 긴장된 근육을 다음과 같이 꾹꾹 눌러

풀어주세요!

1 바로 앉은 상태에서, 고개를 오른쪽으로 돌리세요.

2 반대쪽인 왼쪽 목덜미에서 선처럼 촉진되는 근육을 턱에서부터 쇄골에 이르기까지 천천히 아래, 위로 손으로 30초가량 주물러주세요. 아주 약간은 아프다고 느낄 정도의 자극이 필요합니다.

3 왼쪽으로 고개를 돌리고 2번을 반복하세요. 양쪽 모두 1회씩을 한 세트로 하여 3세트를 반복해주세요.

3줄 요약

1. 매핵기는 목에 무언가 걸린 듯한 이물감으로, 오히려 실체가 없는 경우가 많다.

2. 그래서 환자 입장에선 무척 답답하고, 가슴 답답함과 스트레스가 동반된다.

3. 천돌혈 지압과 목 근육 이완 마사지가 도움 된다.

6

물을 마셔도 마셔도 계속 갈증 나요
#번갈증

바야흐로 감염병이 일상화된 시대입니다. 2021년 방영했던 〈해피니스〉라는 드라마를 아시나요? '광인병'이라는 드라마 속 가상의 질병에 걸리면 심한 갈증을 느끼게 됩니다. 아무리 물을 마셔도 갈증이 해소되지 않는데, 점점 이성을 잃고 갈증을 흡혈로 해결하려는 행동으로 이어지죠. 다소 자극적인 이야기로 이번 주제인 '번갈증'의 시작을 연 것은, 그만큼 겪는 사람 입장에서는 번갈증이 극심한 고통으로 다가오기 때문입니다.

'번갈煩渴'은 가슴이 답답하고 입이 마르며, 갈증이 심해 다량의 물이 마시고 싶은 증세를 포함합니다. 번갈증을 겪는 이들은 다음과 같이 호소합니다.

입이 바짝바짝 마르고 쓰다.

식사 중에도 입안이 마른다.
입안에 침의 양이 부족하다.
밤중에 입이 말라 잠이 깬다.
마른 음식물을 삼키기 위해 물이나 음료수를 마신다.
입안이 마르는 증상 때문에 껌이나 사탕을 먹는다.
잠자리 들기 전 마실 물을 준비한다.

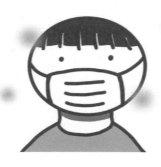

현대 의학에서는 번갈증을 구강건조증으로 일컫습니다. 입안이 타는 듯한 느낌을 동반하는 건조증 그리고 이에 따른 불편감으로 구강건조증 증상의 큰 갈래를 구분할 수 있습니다. 식사 중이나 대화 중 느끼는 불편함, 미각 감퇴, 혀의 균열, 구강 내 점막 위축, 입안이 달라붙는 듯한 이상 감각 등이 포함됩니다.

많은 환자들이 불편을 호소하고 있지만, 이 증상의 원인과 치료법을 찾기 어려운 면이 많습니다. 지금까지 알려진 원인은 아래와 같습니다.

1 당뇨병 등 만성질환을 앓고 있거나 빈혈이 있거나 심각한 영양 부족 상태

2 약물, 특히 항히스타민제, 항우울증, 향정신성 약품 등 항콜린 작용이 있는 약품의 사용과 관련

3 불안과 우울증: 타액을 분비하는 중추 기능에 영향을 미쳐 타액량의 감소를 유발한다고 알려져 있습니다. 환자가 복용하는 향정신성 혹은 항우울증 약이 도리어 타액 분비를 억제하여 악순환을 반복하게 됩니다.

4 갱년기 여성 호르몬 부족

 삐뽀삐뽀!

장시간의 구토나 설사는 탈수로 이어질 수 있습니다. 이때 나타나는 갈증은 심각한 증상일 수 있어요. 가볍게 넘어가지 마시고 꼭 응급실이나 상급의료 기관에서의 처치가 필요합니다.

이 외에 스트레스가 높은 고긴장 집단에서 구강건조감의 정도 및 행동이 다른 집단에 비해 더 높게 나타난다는 연구 결과가 있습니다. 구강건조증을 유발하는 쇼그렌증후군과 같은 자가면역질환 역시 스트레스가 주원인이라고 보고되었습니다. 따라서 스트레스가 구강건조감에 영향을 미치는 가장 큰 요인으로 여겨지므로 번갈증 혹은 구강건조증을 진단하고 치료에 있어 스트레스를 고려하고 관

리하는 것이 무엇보다 중요합니다.

한의학에서 스트레스는 땀·혈액·체액 등을 총망라한 진액을 고갈시키고, 우리 몸의 에너지를 빠르게 소모시킵니다. 이 때문에 신체 내부에서 열이 쌓이게 되는데, 비유하자면 연료가 바닥 난 상태에서 어떻게든 불을 때느라 더 뜨거워진 상태라고 이해할 수 있습니다. 내부의 열 때문에 입까지 바짝 마르게 되는 것이고요. 한의원에서는 번갈의 치료를 위해 몸 안의 열을 식히고, 부족해진 영양을 보충할 수 있는 한약을 처방합니다.

다음과 같은 생활습관 개선도 꼭 필요합니다.

• 충분한 물을 마시세요!

충분한 수분은 건조증을 해결하는 데 있어 가장 우선 처방할 수 있는 보약입니다. 물은 체내, 그리고 피부의 수분을 보충해줄 뿐 아니라 노폐물 배출이 원활하도록 도울 수 있으므로 1.5ℓ가량의 물을 매일 섭취하는 것이 좋습니다. 단순히 물을 자주, 많이 먹어야겠다는 두루뭉술한 계획보다는 종이컵 한 잔의 물이 약 200㎖가량 되므로 하루에 적어도 7~8잔의 물은 먹겠다는 정량적인 목표를 세우세요. 일어나자마자 한 잔, 아침·점심·저녁 식후 한 잔씩만 해도 벌써 절반이나 채우셨습니다. 그 사이사이 한 잔씩 추가로 드시면 목표 달성! 물뿐 아니라, 신선한 과일과 채소를 많이 섭취하시기 바랍니다. 95%가량이 수분으로 이루어진 토마토·수박·오이 등이 특히 좋습니다. 수면에 지장을 주지 않기 위해 취침 1~2시간 전에는 수분 섭취를 피해주셔야 합니다.

• 담배·술·카페인·탄산음료를 피해주세요!

증상 완화를 위해서 평소 뜨겁고 자극적인 음식은 피하도록 합니다. 흡연과 음주를 금하시는 것은 기본입니다. 커피·녹차·탄산음료 역시 수분 섭취에 큰 도움이 되지 않습니다.

또 탄산음료의 톡 쏘는 느낌이 일시적으로 갈증 해소에 도움이 되는 것 같이 느껴져 자주 찾는 분들도 계실 텐데요. 당이 많이 함유된 음료는 결과적으로는 갈증을 심화시킵니다. 추가로 인스턴트 식품을 끊어내는 단호함도 필요합니다.

• 찬물로 가글 해보세요!

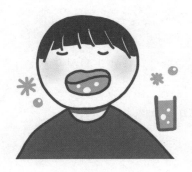

냉수 가글, 들어보신 적 있으신가요? 냉수 가글링^{Gargling}이란 구취

를 없애고, 구강을 청결히 하며 타액분비를 자극하는 방법으로 글자 그대로 차가운 물로 입안을 헹구어 내는 것을 말합니다. 7~15℃에 해당하는 냉수(일반적인 정수기의 냉수 온도에 해당합니다.) 100cc를 3회로 나누어 회당 10초가량 입을 오므리고 부풀리는 것을 반복하여 헹구어냅니다. 이와 같은 냉수 가글링을 수술 후 8시간 이상의 금식으로 갈증을 느끼는 환자들을 대상으로 시행한 결과 갈증 정도가 유의하게 감소했다는 실험 결과가 있으니 참고해주세요.

갈증을 해소하는 데 즉효인 혈자리라기보다는 스트레스로 균형이 깨져버린 자율신경계를 정상 회복시킬 수 있는 혈자리를 소개해드립니다.

이번에 소개해드릴 혈자리는 다소 생소한 곳에 있습니다. 바로 귀입니다. 귀에는 미주신경이라고 하는 감각 분지의 한 갈래가 분포합니다. 미주신경은 내장기관, 인두, 성대 등에 분포하기도 하는데 부교감신경 활성을 항진시키는 역할을 합니다. 이 영역을 자극하는 것은 장운동을 촉진하거나 심장박동수를 느리게 하여 우리 몸을

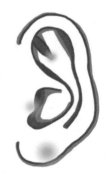

이침의 혈위 - 신문점·기점·안면점

안정시킵니다. 스트레스가 가해지는 경우 특히 회복반응을 빠르게 유도하기 때문에 스트레스로 인한 갈증 상황에서도 유용한 경혈점

입니다. 신체 각 부위의 상응점이 귀의 경혈에 존재한다는 이론으로 귓불 부분에는 머리, 윗부분에는 다리, 귀 왼쪽 면에는 척추가 분포한다고 봅니다. 마치 태아가 거꾸로 누워있는 듯한 모양입니다.

그중 신문혈은 '삼각와'라고 하는 삼각형 모양의 작은 움푹한 구석에 위치하며 이침耳鍼에서도 중요한 경혈 가운데 하나이며 정서적 안정에 매우 효과적입니다. 통증을 경감시키는 효과가 있을 뿐 아니라 스트레스·긴장·불안·우울·불면·초조 및 과민함 등을 완화해줍니다. 신문혈을 꾹꾹 눌러 지압해보시고 뒤이어 나올 약차도 마셔보세요.

헛개수차

헛개수차는 이미 많은 분들에게 익숙하실 텐데요, 헛개나무의 열매를 말린 것을 약재로 사용합니다. 한약재 이름으로는 '지구자'라고 합니다. 알코올성 간 해독에 대한 효과 그리고 숙취 개선 등의 효과가 있다고 알려졌죠. 헛개나무는 갈증을 가시게 하고, 대소변이 잘 나오게 함으로써 인체 내부에서의 번열을 없앱니다. 때문에 헛개나무차, 헛개나무 음료가 갈증 해소에 도움이 될 수 있습니다. 편의점에서 쉽게 헛개나무 음료를 구하실 수도 있겠지만, 지구자 약재를 4~6g가량 200㎖의 뜨거운 물에 넣어 약 30분간, 물의 양이 150㎖ 정도로 줄어들 때까지 우려서 마셔보는 것도 좋습니다.

둥굴레차

입이 말라 갈증이 나고 가슴이 답답하기까지 하다면, 둥굴레차를 권해드립니다. 한의학에서 둥굴레는 심장과 폐를 촉촉하게 하는 효과가 있습니다. 따라서 갈증뿐 아니라 피부 건조와 갈라지는 입술에도 좋은 효과가 있습니다. 마찬가지로 4~6g가량의 둥굴레를(한약명으로는 '옥죽'이라고 합니다) 20~30분가량, 150~200㎖의 따뜻한 물에 우려서 드셔보세요. 번거로우시다면 시중의 둥굴레차도 괜찮아요. 익숙한 구수함이 편안한 느낌을 주고, 갈증을 덜어주는 데에도 도움이 되면 좋겠습니다.

3줄 요약

1. 원인이 불분명한 극심한 갈증은 대부분 스트레스에 의한 것이다.
2. 충분한 수분 섭취가 기본!
3. 물과 함께 가을, 헛개수차 등의 약차도 같이 드세요.

7

시도 때도 없이 가슴이 두근거려요
#심계정충

'흔들다리 효과'를 들어보신 적 있나요? 이성을 안정적인 지상에서 만났을 때보다 아슬아슬하게 흔들거리는 다리 위에서 만났을 때, 상대에게 더 호감을 느낀다는 이론이에요.

심리적으로 불안한 상황에서 나타난 가슴 두근거림을 이성에 대한 호감으로 착각할 수 있기 때문에 나온 이론이라고 해요. 그래서 연인과 함께 고층 빌딩 루프탑에서 식사하거나 놀이공원에서 아슬

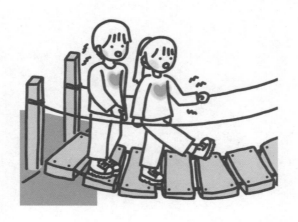

아슬한 놀이기구를 타거나 무시무시한 공포 영화를 함께 보면, 상대가 훨씬 매력적으로 보일 수도 있어요.

　가슴 두근거림, 심계항진心悸亢進은 심박수가 증가하거나 스스로 자신의 심박동에 이상이 있다고 느끼며 불쾌감을 느끼는 증상을 말합니다. 커피를 마시거나 강하게 운동할 때, 긴장하고 스트레스를 받으면 가슴이 떨렸던 경험 있으시죠? 이 경우는 생리적으로 나타나는 빈맥으로 교감신경이 항진되어 나타나는 자연스러운 현상입니다. 원인이 사라지면 자연스레 가슴 두근거림도 사라지지요. 크게 신경 쓰지 않고 지나가는 경우가 많습니다. 하지만 계속 가슴이 떨린다면, 고민되실 거예요. '내가 아직도 놀랐나?' 하다가도 '왜 아직도 계속 가슴이 떨리지?', '혹시 심장에 문제가 생긴 건가?' 걱정되기 시작합니다.

　심계항진의 원인에는 여러 가지가 있습니다.

1 심부전이나 동성빈맥, 심방세동과 같이 심장에 문제가 있는 경우

2 빈혈, 전해질 불균형, 갑상선 기능 항진증, 저혈당, 호흡기 질환 등 다른 내과적인 문제가 있는 경우

3 알코올이나 카페인, 다른 약물에 의한 경우

한 연구에 따르면 심장에 원인이 있는 경우가 43%, 공황발작이나 불안장애, 스트레스 등과 관련 있는 경우가 31%, 기타 카페인이나 빈혈 등의 문제가 있는 경우가 10%, 원인 미상인 경우가 16% 정도 된다고 합니다. 여기서 대부분은 큰 문제가 있어서 발생하는 게 아니지만, 가끔은 생명을 위협하는 심각한 부정맥일 수 있습니다.

삐뽀삐뽀!

가슴이 떨릴 때, 이런 증상이 동반된다면 꼭! 바로! 응급실에 가서 검사를 받아보세요!

1. 가슴이 아프거나 조이는 느낌이 동반되는 경우
2. 갑자기 어지럽거나 정신을 잃고 쓰러지는 경우
3. 호흡곤란으로 숨을 쉬기 힘들고 숨이 찬 경우
4. 맥박수가 지나치게 빠르거나, 혈압이 아주 낮은 경우(맥박수>130회/분, 수축기 혈압<90mmHg 혹은 확장기 혈압<60mmHg)
5. 호흡곤란과 함께 하지부종이 동반되는 경우

심전도 등의 검사상 이상이 없고, 다른 내과적인 질환으로 치료가 필요한 상태가 아니라면, 대부분 가슴 두근거림은 병·의원에서 치료 대상으로 보지 않습니다. 아까 알아본 것처럼, 가슴 떨림의 31%는 정신적인 문제와 관련이 있고, 16% 정도는 원인을 알 수 없기에 우리는 조금 다르게 접근해볼 필요가 있습니다. 스트레스로 심해진 가슴 떨림 증상이 지속될 경우 일상생활이 불편해지면서 다시 스트레스가 더 쌓이는 악순환이 됩니다.

한의학에서 가슴 두근거림은 심계心悸, 정충怔忡이라는 용어를 사용합니다. 가슴이 세차게 뛰고 잘 놀라며, 마음이 불안한 것을 환자가 자각하고 또 스스로 자제할 수 없는 증상을 말하지요. 이 중에서도 심계는 정신적인 자극이나 과로로 인해 가끔 가슴 떨림이 생기는 데 비해 정충은 하루 종일 가슴이 떨리고, 불안하거나 피곤할 때 증상이 더 심해지는 상태를 말합니다.

오장육부 중에 우리의 마음, 정신과 관련 있는 장부로 심과 담이 있는데, 이 둘이 약해지면 심장이 안정적이지 못하고 갑자기 움직이면서 증상이 생긴다고 봅니다. 스트레스와 관련이 깊다고 볼 수 있죠. 또한, 심장 박동을 통해 우리 몸을 순환하는 영양이 부족하거나 원활한 심박동을 도와줄 기운이 부족할 때, 혈액의 운행이 잘 안되어 막힐 때에도 심계정충心悸怔忡이 생긴다고 봅니다.

단중혈

단중혈은 가슴의 양 유두 사이 한가운데 단단한 가슴뼈 중앙에 위치하고 있습니다. 가슴이 떨리고 답답할 때, 불면증이 있을 때, 마음을 안정시키고 번잡한 마음을 가라앉히는 혈자리입니다. 단중혈에 부항 치료를 했더니 심계정충이 호전되었다는 증례논문도 있습니다. 가슴이 떨리는 순간 한의원으로 바로 달려가 부항치료를 받기

어려울 수 있으니, 단중혈을 두 손으로 지그시 누르며 복식호흡을
해보세요.

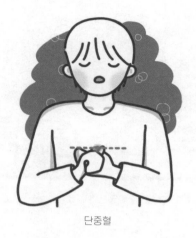

단중혈

폼롤러 스트레칭

가벼운 스트레칭과 마사지도 도움이 됩니다. 폼롤러를 이용해서
등 근육 풀기를 해보세요. 스트레스를 받으면 근육도 같이 긴장하게
되는데, 스마트폰과 컴퓨터를 많이 사용하면서 어깨가 앞쪽으로 말
려있는 현대인들은 등 부위가 유독 뻐근하게 뭉쳐 있습니다.

게다가 등 부위에는 내장과 연관된 여러 혈자리가 집중적으로 모
여 있어서, 등 근육 스트레칭을 잘 해주면 혈자리 지압의 효과를 함
께 기대할 수 있습니다. 척추뼈를 따라가다 보면 7번째 흉추 밑 움
푹 파인 곳, 양 견갑골이 끝나는 높이의 정중앙에 지양혈이라고 있
는데요. 지양혈은 심장 기능 이상에 효과가 있어 가슴이 답답하거나

두근거릴 때, 스트레스가 있을 때 지압하면 더욱 좋아요. 바로 위인 6번째 흉추 밑 움푹 파인 곳은 영대혈이라고 하는데, 이 혈자리도 심장과 연결되어 마음이 힘들고 우울할 때 도움되는 위치로, 날개뼈 안쪽을 전반적으로 마사지하면서 스트레칭 해보길 권해드립니다.

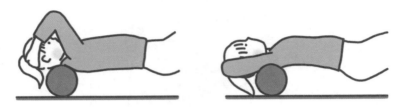

폼롤러를 이용한 등 근육 스트레칭

이 외에도 교감신경을 항진시킬 수 있는 커피나 술, 담배는 줄이고, 스트레스 받거나 긴장되는 상황은 피하는 것이 중요합니다. 옛말에 '자라 보고 놀란 가슴 솥뚜껑 보고 놀란다'는 말도 있지요. 한번 깜짝 놀랄 일이 생기면, 비슷한 것만 보아도 앗! 하고 가슴 떨리게 되는 경우인데요. 가슴 두근거림으로 고생하는 분들은 이렇게 '솥뚜껑 보고 놀라는' 경우도 많아서 이런 일이 생겨도 심각한 일이 아니라는 걸 다시 한 번 생각하며 명상과 심호흡을 함께 해보세요.

연자육

연자육은 연밥, 연실로도 불리는 연꽃의 열매를 말하는데, 동의보감에서는 정신을 보양해 성내는 것을 멈추게 하고 기쁘게 하며,

오래 먹으면 마음이 즐거워진다고 합니
다. 심장을 맑게 하고 마음을 안정시킬
수 있어, 가슴이 두근거리고 답답해서
잠도 잘 안 올 때 사용할 수 있어요. 특히
신경을 과도하게 쓰는 수험생이나 직장인,
갱년기 여성분들에게도 좋습니다. 소화도

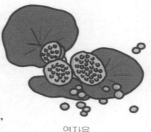

연자육

잘되는 약재여서 밥에 콩이나 은행을 넣는 것처럼 연자육을 넣어서
먹거나 죽을 쑤어 먹어도 좋고, 차로 마셔도 좋아요. 차로 마실 땐,
4g 정도를 200㎖의 물에 넣고 120~150㎖ 정도로 줄어들 때까지 끓
인 후 마셔보세요.

3줄 요약

1. 심한 가슴 떨림이 있다면 심각한 부정맥 때문은 아닌지 먼저
   확인하기!
2. 단중혈을 지압하고 폼롤러로 등 근육 스트레칭 하고 연자육
   먹기!
3. 커피, 술, 담배 NO! 명상과 심호흡은 YES!

8

가슴이 너무 답답해요
#흉비

"속이 답답해요!"
"마음이 갑갑해요!"
"아이고 이 답답아!"

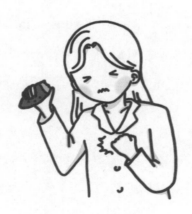

이런 말을 언제 가장 많이 하시나요? 해야 할 말을 하지 못하고, 앓고 있을 때? 드라마에서 중요한 상황을 인식하지 못하는 주인공을

볼 때? 이렇게 답답한 상황을 우리는 '고구마를 먹은 것처럼' 가슴이 막힌다고 표현하죠. 반대로 가슴이 뻥 뚫리는 '사이다'가 필요하다고 도 하고요.

실제로 가슴이 답답할 때, 사이다나 콜라와 같은 탄산음료를 찾는 분이 많습니다. 탄산음료를 마시면 답답한 느낌이 확 풀린다고 하면서요. 그런데 이런 답답함이 하루로 끝나지 않고 계속된다면, 그때는 단순히 사이다로 해결되지 않을 거예요. '내 가슴에 무슨 문제가 생겼나? 이러다가 심장에 문제가 생겨서 쓰러지지는 않으려나?' 걱정이 조금씩 생겨나죠. 이런 답답함, 숨을 크게 쉬기도 어려운 이 증상은 왜 생기는 건지 고민됩니다.

가슴 답답함은 언제 발생할까요? 인터넷 검색을 해봐도 '가슴 통증', '호흡곤란'으로는 많이 나오지만 '가슴 답답함'으로는 명확한 언급이 많지 않아서 막막하실 수 있어요. 가슴 답답함은 여러 가지 원인이 있을 수 있습니다.

1 심근경색이나 협심증, 심근염, 부정맥 등 심장과 관련된 문제
2 역류성 식도염, 급만성 위염 등의 소화기 질환
  ▶ 1, 2의 경우, 가슴 답답함과 함께 가슴 통증이나 소화불량이 생길 수 있으며 심한 경우 숨쉬기 어려운 증상도 동반될 수 있습니다.

3 천식, 폐색전증 등의 호흡기 관련 질환

> ▶ 기침, 재채기, 호흡곤란 등이 함께 나타납니다.

4 근육통 또는 심인성 문제

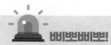 **삐비뽀삐비뽀!**

가슴이 답답하고 아픈 통증이 극심한 경우, 심근경색과 같은 응급 상황일 수 있으니 먼저 병원에 가봐야 합니다. 특히 가슴 떨림과 비슷하게 갑자기 어지러우면서 쓰러지거나, 호흡이 거칠어지거나, 맥박이 지나치게 빠르거나 혈압이 급격히 떨어질 때에는 꼭 응급실로 가셔야 합니다.

병원에 가면 가슴 X-ray, 심전도, 혈액검사 등 각종 검사를 하게 될 텐데요. 하지만 가슴 답답함이 심장에 문제가 있어서 생기는 경우는 생각보다 흔하지 않아요. 검사 결과 문제가 없으면 그때부터 많은 생각이 들기 시작합니다.

특별한 문제가 없다고 한 뒤로는 가슴이 답답하다고 하면 뭔가 꾀병을 부리는 것 같고, 아무것도 아닌 것에 오버한 것 같아서 괜히 민망해집니다. 가슴은 계속 답답한데, 더 뭘 어떻게 해야 하는 건지도 모르겠고요. 병원에서는 "스트레스받지 말고, 건강한 생활습관을 가지라"고 하지만, 그렇다고 다니던 직장을 그만두고, 모든 걸 훌훌 털어내고 속세를 떠날 수도 없는 노릇인데 화가 나기도 합니다.

한의학에서는 이런 가슴 답답함을 '흉비胸痹'라고 표현합니다. 흉부가 답답한데 통증이 없는 상태를 말하죠. 실제 밖에서는 보이지 않아도 답답하게 뭔가 차오르는 느낌이 들기도 합니다. 흉비는 우리 몸을 순환하는 기가 여러 이유에 의해 막힐 때 발생합니다. '기가 막히는 증상'은 음식을 과하게 먹거나, 상한 음식을 먹을 때도, 너무 추운 환경에 오랫동안 노출될 때도, 그리고 스트레스에 의해서도 발생할 수 있습니다.

우리가 눈여겨볼 부분은 스트레스에 의한 흉비입니다. 스트레스가 있으면, 몸이 전반적으로 긴장하고 교감신경이 항진되면서 소화도 잘 안되고, 여기저기 근육도 뭉치게 됩니다. 소화가 안되니까 가슴이 답답하고, 근육이 긴장하니 호흡에 관여하는 근육도 함께 뭉쳐서 가슴이 더 답답하고 숨 쉬는 것도 불편해질 수 있어요.

내관혈 지압

지금 당장 가슴이 답답할 때 할 수 있는 지압과 점진적 근육이완법을 알려드릴게요. 첫 번째는 내관혈 지압이에요. 내관혈은 심장과 관련된 경락의 혈자리로, 흉중의 질병에 사용한다고 알려진 곳입니다. 내관혈을 자극하면, 심전도 상으로 변화를 확인할 수도 있는 효과적인 혈자리입니다. 가슴 답답함, 막힌 느낌, 가슴 떨림, 불안감 등이 있을 때 사용할 수 있습니다. 손바닥 쪽의 손목에서, 한가운데를 만져보면, 크게 두 갈래로 나누어져 있는 힘줄을 확인할 수 있어요. 만약 잘 느껴지지 않으면 손바닥이 하늘을 향하게 한 상태에서 손목을 약간 굽히면 힘줄이 더 명확하게 만져질 거예요. 이 상태에서, 손목 주름에서 팔꿈치를 향해 2촌 올라가면 내관혈이 있습니다.

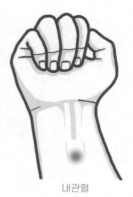

내관혈

점진적 근육이완법

두 번째는 점진적 근육이완법이에요. 이 방법은 마음을 진정시키고, 부정적인 생각과 우울감을 줄여주는 건데요. 비용이 들지 않고, 짧은 시간에 스스로 적용 가능하다는 장점이 있어요. 방법은 크게 어렵지 않습니다. 얼굴에서 다리까지 천천히 근육을 긴장했다가, 그 긴장을 모두 풀어준다고 생각하면 됩니다.

1 얼굴 근육을 긴장했다가 이완시켜주세요.

2 목 근육을 긴장했다가 이완시켜주세요.

3 어깨를 조였다가 이완시켜주세요.

4 오른팔, 왼팔 순으로 근육을 긴장했다가 이완시켜주세요.

5 숨을 쉬면서 가슴과 복부 근육을 긴장했다가 이완시켜주세요.

6 오른쪽 엉덩이 근육을 긴장했다가 이완시켜주세요.

7 오른쪽 발과 발가락에 힘을 주었다가 이완시켜주세요.

8 왼쪽 엉덩이 근육을 긴장했다가 이완시켜주세요.

9 왼쪽 발과 발가락에도 힘을 주었다가 이완시켜주세요.

10 마음속으로 다리·복부·가슴·팔·얼굴 즉 다리에서 얼굴까지 생각하고 올라가면서 서서히 부드럽게 몸의 이완을 느껴주세요.

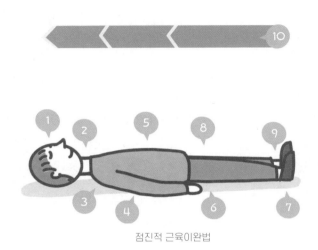

점진적 근육이완법

지각

가슴이 자꾸 답답하다면 음식의 도움도 받아보세요. 몸이 뜨겁고, 가슴이 답답하면서 열감이 생기는(열증) 분이라면 지각차를 마셔볼 수 있어요. 지각은 탱자나무의 미성숙 과실, 즉 약간 덜 익은 탱자를 말합니다. 지각은 흉곽을 중심으로, 인체 곳곳에서 정상적인 순환을 막는 담음과 적체를 풀어주는데, 서늘한 성질이기 때문에 열이 있는 경우 먹으면 좋습니다. 특히 속이 더부룩하고, 소화가 잘 안되는 경우 마실 수 있어서 가슴 답답한 상황에서 먹기 좋습니다. 잘

건조된 지각 5~6g을 물 1ℓ에 넣고 우려내면 되는데, 너무 쓰거나 시다면 유자청처럼 탱자청을 만들어서 먹는 방법도 있어요. 탱자를 수세미로 깨끗하게 씻은 후, 물기를 제거하고 얇게 편으로 썬 다음, 설탕과 꿀, 탱자를 교대로 켜켜이 넣어 청을 만들어 먹는 거죠. 완전히 익을수록 지각차보다 효과는 떨어지지만, 맛은 훨씬 달달합니다.

부추

만약 몸이 차가운 경우(한증)라면, 지각 대신 따뜻한 성질의 부추를 먹으면 좋습니다. 한의학에서 부추는 심장으로 들어가 오장을 편하게 하고, 허약한 것을 보하고, 가슴 속에 막힌 기를 풀어 가슴이 답답하

부추

고 아픈 증상을 해소해줍니다. 부추무침이나 부추 달걀말이, 부추를 가득 넣은 오이소박이나 부추 부침개 등 다양하게 먹을 수 있죠. 먹는 방법은 여러 가지니까 입맛에 맞게, 맛있게 먹으면 기분도 좋고 가슴 답답함도 풀리고 일거양득이랍니다.

3줄 요약

1. 우리 몸을 순환하는 기가 막히면 가슴 답답함이 생길 수 있다.

2. 내관혈 지압을 하면서 편안히 누워 긴장된 근육을 푸는 점진적 근육이완법을 해보자.

3. 몸이 뜨거우면서 가슴이 답답하다면 지각을, 몸이 차가우면서 답답하다면 부추를 먹어보자.

9

조금만 먹어도 배가
빵빵하게 부풀어 올라요
#소화불량

　한의원에 외국인 환자 한 분이 내원했습니다. 오랜 시간 지속된 스트레스성 소화불량으로 오신 분이었어요. 약국에서 소화제를 사 먹어도 들질 않고, 불편감이 가시질 않는다고요. 모국어가 영어가 아닌 분이셨기에 더듬더듬 천천히 영어로 대화를 이어나갔습니다.

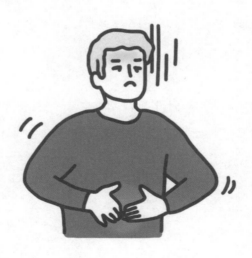

"So you have have been feeling some indigestion. How can I help you?"

("소화가 잘 안되신다고요. 어떤 점이 가장 불편하세요?")

"My belly… I'm pregnant!"

("제 배가… 임신한 것 같아요!")

그 말씀을 듣고 저도, 환자분도 깔깔 웃었습니다. 남자분이셨거든요. 배에 가스가 차서 빵빵하고 불편한 상태를 임신으로 표현하고자 한 거죠. 근래 일 때문에 스트레스를 받고 있는데, 식사량을 조절하고 소화에 무리가 되지 않는 음식만 골라 먹어도 쉽게 더부룩해지고, 배가 빵빵해져서 일상생활에 지장이 크다고 했습니다. 앉아 있어도, 누워 있어도, 엎드려도 답답한 느낌이 가시질 않아 온몸이 더욱 무겁게 느껴진다고요. 평소 장시간 모니터 화면을 보며 앉아서 일하는데, 더부룩함 때문에 업무 효율이 저하되고 피로감도 빨리 느끼게 된다고 호소했습니다.

소화불량은 속쓰림, 얹힌 듯한 더부룩함, 답답함 등 다양한 표현으로 환자분들이 호소하는 경우가 많습니다. 복부에서 느껴지는 불편감·통증·오심과 구토·설사·변비 등을 동반하기도 합니다. 다양한 원인이 있겠지만, 만성적으로 증상이 지속될 경우에는 위식도역류증, 위궤양을 의심해 볼 수 있습니다.

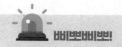

아주 드물지만, 심장의 이상으로 소화불량과 같은 증상이 나타나기도 합니다. 호흡곤란, 흉통, 등 부위, 팔과 어깨의 방사통이 동반되기도 합니다. 이러한 증상이 있거나 심혈관질환의 과거력이 있다면 감별을 위한 정밀검사를 고려해보셔야 합니다.

그러나 이와 같은 원인을 배제할 수 있다면 '스트레스'가 가장 큰 원인요소 중 하나가 되지요. 그리고 "기능성 소화불량"이라는 큰 카테고리 안에 위 증상들이 묶이게 됩니다. 기능성 소화불량은 앞서 언급한 기질적인 원인 없이 상복부의 통증 혹은 불쾌감이 만성적이거나 반복적으로 발생하는 질환으로 가장 흔한 소화기 질환 중의 하나입니다. 만성적으로 반복되다 보면 그 자체로 인해 발생하는 의학적 심각성보다는 삶의 질에 커다란 영향을 받습니다. 앞서 언급한 외국인 환자의 경우처럼요.

소화불량을 개선시키는 생활습관, 이렇게 관리하세요!

• 식사 전: 이런 것들을 준비하세요!

이 책을 읽고 계신 당신도 답을 알고 있습니다. 세부 내용은 다르겠지만 큰 골자는 바로 이렇습니다. '맛있고 자극적인 것들은 피하고, 맛없고 담백한 음식을 섭취하세요!' 양념이 강한−맵고 짜고 단−자극적인 음식은 소화를 관장하는 우리의 내장기관들을 부담스럽게 만듭니다. 까다로운 클라이언트를 상대하다 보니, 위장이 쉽게 지치게 되는 것이죠.

결국 버거운 상대를 대하려다 보니 위산이 과도하게 분비되고, 소화를 시키는 데 필요한 중화작용이 적절히 이루어지지 못하게 됩니다. 그래서 가스가 차고, 더부룩함을 느끼게 됩니다. 밀가루 음식 또한 권하지 않습니다. 여기에서 우리는 밀가루에 포함된 '글루텐'이라는 단백질에 주목해야 합니다. 이 글루텐을 소화시키는 효소가 부족한 사람은 빵이나 면류를 섭취하게 되면 소화불량은 물론이고 두통, 부종 등 다양한 불편함을 겪게 됩니다. 밀가루를 포기할 수 없다면 글루텐 프리Gluten-free 음식 등으로 대체해보시는 것은 어떨까요? 대신에 섬유질이 많은 음식·채소·버섯·해조류 음식을 섭취해주세요.

• 식사 중: 이렇게 드세요!

우리가 음식을 섭취할 때는 두 가지 작용이 함께합니다. 첫 번째가 입에서 음식을 잘게 부수는 것이고, 두 번째는 타액, 위액, 십이지장액 등이 음식물과 고루 섞여 분해하는 작용입니다. 이때, 급하게 음식을 먹게 되면 첫 번째인 잘게 부수는 작용을 상대적으로 소홀히 하게 되지요. 천천히 꼭꼭 씹어 먹으라는 말이 바로 여기에서 나옵니다. 덜 부수어진 음식이 위장으로 들어가게 되면, 그만큼 과부하가 걸리게 되거든요. 쉽게 팽창된 위장에서부터 다음 단계인 십이지장, 소장 등으로 이동하는 데까지 고속도로 막히듯 꽉 막히게 되면서 더부룩함, 가스 팽만감, 답답함 등을 느끼게 됩니다.

따라서 소화가 평소 잘되지 않으신다면 아예 횟수를 정해두시고, 15회가량 씹어 드시는 연습을 권해드립니다. 천천히 꼭꼭 씹어 드시는 것만으로 속 불편감을 줄이는 데 한몫할 수 있습니다.

• 식사 후: 피해주세요!

더부룩하다고 말하는 당신, 식사 후 시간은 어떻게 보내시나요? 식후에 피해주셔야 할 세 가지가 있습니다. 낮잠, 커피 그리고 담배입니다. 직장인들은 식사 후 잠시 책상에 엎드려 '낮잠 타임'을 갖는 경우가 많죠. 점심시간 10~20분의 짧지만 달콤한 낮잠 타임, 그런데 이 시간 동안의 자세는 척추에 부담을 주는 자세입니다. 우리가 앉은 자세로 상체를 엎드리게 되면 목이 앞으로 심하게 꺾이게 되면서 척추가 휘어지고, 가슴이 조여지면서 위를 압박하게 됩니다. 이 자세가 소화 작용을 방해하지 않는 것이 오히려 이상하게 느껴질 정도네요. 결과적으로는 당연하게도 더부룩함을 느끼게 됩니다. 애써 섭취한 유익한 영양분이 빠져나갈 수 있기 때문에 식사 직후 커피를 마시는 것은 금해주셔야 합니다. 커피에 들어 있는 성분인 '탄닌'과 카페인은 우리 몸에 필요한 철분을 흡수하는 능률을 절반까지 떨어뜨려버립니다. 또한, 카페인에는 이뇨효과가 있어 더부룩함은 해소하지 못한 채 화장실만 자주 가게 됩니다.

식후 흡연을 습관처럼 하는 것 역시 피해주셔야 합니다. 밥 먹고 나서 피우는 담배가 더 맛있게 느껴진다는 이유로 즐기시는 분들이 많이 계시죠. 담배 속 니코틴은 위액 분비의 균형을 무너뜨리는데, 이 때문에 소화불량, 소화성 궤양 등이 생길 수 있고, 결과적으로 소화를 방해합니다.

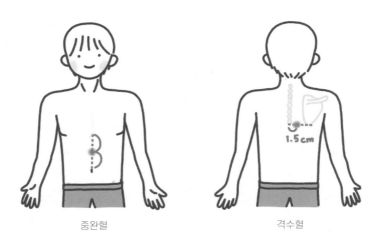

중완혈   격수혈

속이 답답할 때 우리는 무의식중에 배를 문지르거나 등을 두드려 줍니다. 특히 복부의 중완혈을 따뜻하게 해주고, 등의 견갑골 안쪽에 있는 격수혈을 지압해주면 좀 더 정확히 자극을 줄 수 있습니다.

중완혈은 명치와 배꼽의 중앙에 위치한 혈자리입니다. 체한 상태에서는 대부분 환자들이 눌렀을 때 꽉 막힌 느낌과 함께 통증을 호소합니다. 이곳을 지그시 약 30초에서 1분가량 적당한 압력으로 눌러주세요. 따뜻한 핫팩으로 찜질하는 것도 좋습니다.

격수혈은 일곱 번째 흉추 가시돌기 부근에 위치한 혈자리인데, 보통 날개뼈라고 하는 견갑골의 아래 모서리와 비슷한 위치에 있습니다. 혼자 하기에는 손이 닿기 어려운 위치에 있으니, 직장 동료나 가족분들의 도움을 슬쩍 받아 지압하거나 두드려보세요. 따뜻한 마음과 손끝에서 전해지는 온기로 지압을 받으신다면 체기도 금방 가시게 될 거예요!

매실차

지압을 끝내셨다면 약차로 마무리해볼까요. 매실은 예로부터 술·차·장아찌 등 각종 식품으로 개발됐으며 한의학에서는 위를 건강하게 해주고, 갈증을 멈추며, 해독작용이 있는 약재로 널리 이용됐습니다. 매실은 유기산, 당류 등의 성분을 다량 함유하고 있어 간肝의 활동을 왕성하게 하고 신진대사를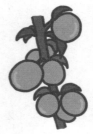

매실

원활히 하여 피로 해소에 도움을 줍니다. 또한, 체내 위액 분비를 촉진해 식욕을 돋워주며 소화흡수에도 도움을 줍니다. 매실 원액을 일반적인 종이컵 기준 1/8 정도로 소량 따르고 150㎖의 물을 부어 차로 마셔보세요. 입가심용으로 차갑게 드셔도 좋지만, 따뜻하게 드시면 더 좋습니다.

생강차

생강은 성질이 따뜻하여 위장을 조화롭게 하고, 음식이 소화되는 방향과 반대로 올라오는 기운을 내려 구토를 그치게 하는 효능이 있습니다. 특히 항산화 작용과 위의 운동을 증진시키는 효과가 우수하여 역류성 식도염의 억제 효과가 밝혀졌어요. 생강차는 주변에서 쉽게 구하실 수 있습니다. 생강청을 만들어 매실차처럼 150~200㎖가량 따뜻하게 마셔보세요. 진한 생강의 향을 느끼며 한 잔, 두 잔 마시다 보면, 더부룩함이 덜해져 한결 숨쉬기 편해진 나를 발견하실 겁니다.

3줄 요약

1. 배가 빵빵해지는 당신, 식사 전·중·후로 나누어 식습관이 어떤지 살펴보자.

2. 체했을 때 배를 문지르고(중완혈) 등을 두드리는 것(격수혈), 알고 보면 혈자리와 연관이 있다!

3. 생강차와 매실차가 더부룩함을 가시게 하는 데 도움이 된다!

10

도통 시원하게 변을 본 적이 없어요
#만성 변비

오래전 방영했던 '지붕 뚫고 하이킥'이라는 드라마, 기억하시나요? 거기에서 항상 '빵꾸똥꾸'를 외치던 어린아이가 있었는데, 이 아이가 변비로 아주 고생하거든요. 변비 때문에 화장실에서 대변을 볼 때면 밖에서 엄마가 파이팅을 외쳤지요. 변비로 고생해도 고기 반찬만 좋아하고 채소는 먹으려 하지 않는 아이였고요.

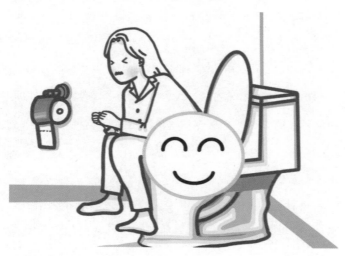

이 책을 보고 있는 오늘, 당신은 쾌변하셨나요? 우리나라 건강보험심사평가원의 통계를 보면 변비로 병원을 찾은 환자는 2020년 한 해에 약 63만 명이었습니다. 인터넷으로 '변비'를 검색해보면 수많은 건강기능식품과 유산균이 나오고, 일부의 사람들만이 의료기관을 찾는다는 걸 생각하면 우리나라에 변비로 고생하는 분은 훨씬 더 많을 것으로 추측할 수 있습니다.

변비는 간단하게 말하면, '자주 변을 보지 못해 힘든 것'을 말합니다. 의학적인 기준에서 살펴보면,

1 1주일에 3회 미만으로 배변하고
2 배변 시 무리한 힘을 주며
3 항문부 폐쇄감이 들고
4 수분이 부족해 단단한 변을 보는 상태를

변비로 정의합니다. 하지만 배변 횟수가 적어도 배변 시 고통이 없으면 변비라고 보기 어렵고, 하루에 2~3회를 보더라도 배변 시 힘을 주어야만 나오거나 하복부가 빵빵해지는 느낌, 변을 봐도 안에 남아있는 느낌(잔변감)이 들고 변이 단단하다면 이는 변비에 해당합니다.

변비는 복합적인 원인에 의해 발생합니다. 전신질환이나 신경질환, 약물 등에 의해 발생할 수 있는데, 90% 이상은 기질적인 원인이

없는 특발성 변비이거나, 기능성 변비라고 알려졌습니다. 흔히 "스트레스 때문이다", "식습관 때문이다"라고 말하는 경우죠. 특발성 변비는 일과성 단순성 변비와 만성 변비로 나뉠 수 있습니다. 이 가운데 만성 변비는 적게 먹어서 생기거나 대장운동의 감소로 인해 대장의 내용물이 정체될 때(이완성 변비), 장의 마지막 부근에 해당하는 S상결장의 긴장으로 오히려 내용물의 이동이 방해될 때(경련성 변비), 직장 출구가 막히는 경우(직장성 변비) 그리고 이런 여러 유형이 혼합되어 생길 수 있습니다.

삐뽀삐뽀삔!

변비와 함께 이런 증상이 나타난다면, 꼭 병원에 가서 검사를 받아보세요!

1. 배가 지나치게 빵빵하게 부풀어 오른 경우
2. 구토가 동반되는 경우
3. 대변에 피가 묻어나는 경우
4. 최근 급격하게 체중이 감소한 경우
5. 고령층에서 최근에 변비가 생기거나 갑자기 심해진 경우

이런 증상이 있는 경우, 소화관 내 출혈이나 암, 장관 신경이나 내분비의 이상 등으로 변비가 생길 수 있으니 검사가 필요합니다.

변비는 대부분 기질적인 원인이나 심각한 질환 때문에 생기는 것은 아니지만, 변비가 계속되면 우울감을 느끼거나 입맛이 떨어지면

서 영양 상태 불균형으로 신체가 허약해지기도 합니다. 또한, 변비가 지속되면 치질 등 항문 관련 질환이 발생하면서 더욱 배변 시 고통이 심해져 삶의 질이 매우 떨어지게 됩니다. 신체 활동은 줄어들고 스트레스는 늘어나는 현대 사회에서 변비는 생기기도 쉬우면서 스트레스를 증가시키는 악순환의 한 축을 담당합니다. 그래서 변비는 방치하지 말고 지속적으로 관리해야 합니다.

한의학에서 변비는 크게 세 가지로 나누어볼 수 있습니다. 몸 안에 진액이 부족해서 대변이 촉촉해지지 못하고 굳어져 생기거나, 대변을 내보낼 기력이 부족해서 생기거나, 음식물이 너무 많이 들어가 막히면서 발생한다고 봅니다. 여기서 진액이 마르는 현상은 영양분이 너무 없거나 힘든 일이나 스트레스로 인해 진액이 소모되어 생길 수 있습니다. 그러니까 변비가 있다면 수분과 영양을 보충하고, 기와 진액을 소모하는 화, 즉 스트레스를 꺼주는 방향으로 관리하는 것이 좋습니다.

한의학에서 변비에 사용하는 약재는 여러 가지가 있습니다. 앞에서 언급한 효과(진액을 보충하거나, 지나친 열을 끄는)가 있다면 모두 사용해볼 수 있어요. 이 가운데 대표적인 약재를 하나 소개하려고 합니다.

동규자

동규자는 아욱의 씨를 말하는데, 동의보감에 따르면 대소변이 나오지 않고 배에 그득~그득해서 죽을 것 같은 때 달여 먹는다고 합니다. 동규자뿐 아니라 아욱도 변비에 좋아요. 아욱의 성질이 차고, 배속에 뭉친 체기를 풀어주기 때문에 딱딱하게 굳어버린 대변을 잘 나오게 할 수 있습니다. 아욱에는 섬유질이 풍부하게 들어 있어서 장운동을 활발하게 하고 장내 환경을 올바르게 개선하는 효과가 있습니다. 동규자를 차로 마실 때에는 동규자 20g을 우려낼 수 있는 친환경 다시팩에 넣고 2ℓ정도의 물에 천천히 끓여 동규자 성분이 노랗게 우러날 때까지 끓여줍니다.

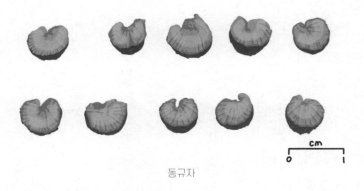

동규자

동규자차와 아욱을 먹는다고 해도 일상생활에서의 식이습관을 꼭 조절해야 합니다. 육류보다 식이섬유가 많이 들어 있는 채소류를 충분히 먹고, 물을 자주 마셔주세요. 씨앗류는 섬유질이 풍부하고, 대장을 촉촉하게 만들어주는 성질이 있어 추천해드립니다. 대장에

윤활유 역할을 해줄 견과류도 좋습니다! 아래 표를 참고해주세요.

• 식이섬유소가 많이 함유된 식품

식품군	식품
곡류	현미, 보리, 옥수수, 오트밀, 통밀, 고구마, 감자, 토란
두류	팥, 대두, 강낭콩, 녹두 등
견과류	밤, 호두, 은행, 잣, 땅콩, 아몬드, 해바라기씨 등
채소류	배추, 무, 양배추, 파, 오이, 미나리, 상추, 부추, 고사리, 도라지, 버섯 등
해조류	김, 미역, 다시마, 파래, 톳 등
과일류	사과, 배, 수박, 참외, 자두, 살구, 딸기, 키위, 무화과 등
기타	곤약, 우무묵

복부 마사지

변비가 있을 때 지압으로도 큰 효과를 볼 수 있습니다. 복부에 있는 혈자리를 자극해주세요. 대표적으로 신궐혈, 중완혈, 천추혈, 관원혈 등이 있습니다. 신궐혈은 배꼽에, 중완혈은 배꼽과 명치 끝의 중점에 위치하며, 천추혈은 배꼽에서 2촌 떨어진 곳에 있습니다. 관원혈은 배꼽 아래 3촌에 있어요. 혈자리 이름이 여러 가지 나와서 복잡하지요? 이 혈자리들의 위치를 모두 정확히 숙지해서 지압한다기보다는 배꼽과 배꼽 주변으로 둥글게 시계방향으로 마사지하면서 자극한다고 생각하는 게 더 쉬울 거예요. 이런 자리를 자극하면 대소장의 기능이 좋아져서 혈액 순환이 좋아지고 음식물이 대장을 통과하는 시간을 줄여 변비를 개선할 수 있어요. 요양 시설에 거주하면서 활동량이 줄어든 노인을 대상으로 한 연구에서 위에서 말한 혈자리들을 꾸준하게 자극한 결과 주당 배변 횟수가 늘어나고, 단단하게 뭉치던 대변의 양상이 호전되었다는 보고도 있어요.

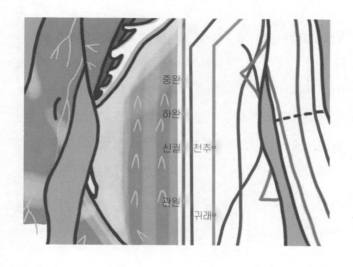

배변 습관 훈련

음식물이 위장으로 들어가면 대장이 반응해서 장 내용물을 내보내려는 연동 운동이 발생하는데, 이를 '위·대장 반사'라고 합니다. 이 반사가 일어날 때 바로 화장실로 가서 배출하지 않으면, 장 내용물은 다시 천천히 연동운동을 하기 이전의 위치로 돌아갑니다. 시간을 잘 맞춰서 위·대장 반사를 이용해보세요!

위·대장 반사가 가장 활성화되는 시간은

1 기상 직후, 공복에 미지근한 물 한 잔 마신 후
2 아침 식사를 하고 10~15분이 지났을 때

이때에 맞춰 배변 시도를 해보세요.

변의가 없더라도 이 시간에 맞춰서 배변 연습을 해보세요. 다만, 너무 오랜 시간이 걸리거나 강하게 힘을 주면 치질의 위험이 있으니 5분 이내로만, 힘은 최대치의 50~70%만 줄 수 있도록 노력해주세요. 배변을 못하더라도 규칙적 훈련으로 조금씩 변비가 나아질 수 있습니다!

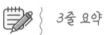

3줄 요약

1. 스트레스로 대변을 내보낼 기운이 줄어들고, 진액이 마르면 변비가 생길 수 있다.
2. 식이섬유를 많이 섭취하자! 아욱, 동규자도 good!
3. 아침에 배변하는 습관을 기르자!

11

돌아서면 다시 소변이 보고 싶어요
#과민성 방광 #임증

"시도 때도 없이 소변이 보고 싶어서 화장실이 보이면 일단 들어가요."

"저는 오래 운전할 때 소변을 보고 가지 않으면 불안해요."

"밤에 1시간마다 깨서 화장실을 가니 깊이 잘 수가 없죠."

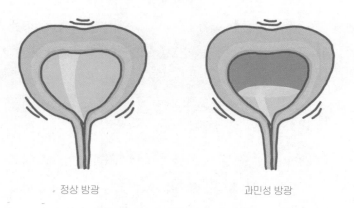

정상 방광   과민성 방광

방광은 소변을 저장하고 배출하는 근육 주머니입니다. 건강한 성

인은 방광에 최대 400~500cc의 소변을 저장합니다. 보통 150cc의 소변이 차면 마려운 느낌이 들고, 200~300cc가 되면 반드시 화장실을 가야 하는데, 과민성 방광인 사람은 그 절반(50~100cc)만 돼도 참지 못합니다.

과민성 방광의 경우 아래의 증상을 특징으로 합니다.

1 절박뇨 – 참기 힘든 급한 소변
2 빈뇨 – 잦은 소변
3 야간뇨 – 밤에 자다가 소변
4 심한 경우 소변실금

우리나라 40대 이상 성인 2,005명을 대상으로 과민성 방광 유병률에 대하여 전화 설문한 결과 급뇨, 빈뇨, 절박성 요실금의 세 가지 증상을 모두 포함할 경우 7.1%였고, 포괄적인 정의로서 세 가지 증상 중 한 가지 증상이라도 있는 경우는 유병률이 30.5%로 상승하였습니다.

이 증상의 환자들은 '에이~ 나이 들어서 그런 거지'라고 넘어가거나 비뇨생식기의 문제로 병원 치료 받는 것 자체를 부끄럽게 생각하기도 합니다. 또는 이런 증상은 아예 치료가 안 된다고 지레짐작하는 분도 있고요. 그러다 초기치료의 기회를 놓치면 악화하면서 만성화되는 경향이 있습니다. 전립선비대증 약이나 항우울제를 복용한 경우 더 흔하게 관찰되고, 과민성 방광 증후군과 관련된 증상들로 인하여 삶의 질이 나빠집니다.

과민성 방광의 발생 기전은 아직 확실히 밝혀지지 않았으나 방광 감각 기능의 항진 및 배뇨근 과활동성Detrusor Overactivity에 기인하는 것으로 여겨집니다. 고령화와 성별·비만·카페인·음주·흡연·고혈압·폐경·분만 등의 요인이 증상에 영향을 줍니다.

과민성 방광은 신경계 질환(파킨슨병·뇌졸중 등)에 의해 배뇨를 담당하는 신경 이상이 생긴 경우를 제외하고 '노화'가 가장 큰 원인입니다. 하지만 30대 이하 젊은 층의 과민성 방광은 스트레스, 우울증 같은 정신적 문제가 주요 원인입니다. 젊은 환자는 근육이나 신경 이상이 원인인 경우보다는 스트레스가 뇌의 배뇨 중추에 좋지 않은 영향을 미쳐 방광이 비정상적으로 예민해지고, 이 때문에 소변이 조금만 차도 요의를 느끼게 되는 것으로 추정할 수 있습니다. 이러한 과민성 방광 증후군은 신체화·심신증의 범주에 속한다고 볼 수 있습니다. 게다가 과민성 방광이 있는 사람은 30% 이상이 우울증을 동반합니다.

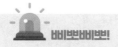

만약 허리통증이 심하면서 소변을 잘 못 참는다, 대변도 실수한다? 이 경우라면 '마미증후군'일 수 있고, 응급수술이 필요합니다. '마미馬尾'는 요추 1~2번에서 시작되는 척추 신경 말단 부분이 말꼬리와 비슷해서 붙여진 이름인데요, 요추 추간판 탈출증(허리디스크)이나 척추관협착증을 동반하는 경우가 많아요. 최대한 빨리 수술을 받아야 회복에 유리합니다!

그리고 과민성 방광 증상과 함께 아래처럼 소변 색이 이상하다면 추가 검사와 양방치료가 필요할 수 있어요!

1. 짙은 검붉은 색: 담즙 배출 혹은 간 질환 의심
2. 붉은색: 소변에 섞여 나온 혈액 − 암, 감염, 결석 의심(소변 볼 때 통증이 심할 수 있어요.)
3. 우윳빛 나는 황색: 농·감염 의심 − 원인 감별과 항생제 치료가 필요할 수 있어요.

한의학에서는 '임증淋症'이라고 하는 병명으로 과민성 방광 증후군을 설명하고 있는데요, 방광염까지 포함하는 개념입니다. 방광의 습열濕熱을 다스리고, 소변불리小便不利 증상을 개선하는 한약 처방으로 임증을 치료하고, 또 소변 및 수분대사水分代謝를 조절하는 침 치료, 뜸 치료도 병행하게 됩니다.

거꾸리 운동

과민성 방광에 도움되는 운동은 '거꾸리'입니다. 머리 쪽이 조금

낮은 운동기구에서 누워 있으면 되는데요, 중력에 의해 아래로 처질 수밖에 없는 골반저 근육들과 방광 근육들의 피로를 덜어 주고 위쪽으로 견인하는 효과가 있습니다.

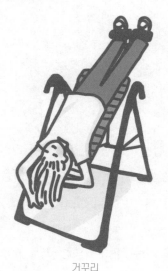

거꾸리

⚠️ 주의사항!

각도를 너무 급격하게 하여 운동하면 발목, 무릎, 허리, 등 관절에 무리가 되고, 체중이나 건강상태에 따라서는 크게 다칠 수도 있습니다! 편한 각도에서 시작해 조금씩 늘려가며 10~30분 내외로 하고 45°까지만 운동하시길 권해드립니다.

옥수수수염차

과민성 방광에 효과적인 약차로 '옥수수수염차'를 꼽을 수 있어요. 시중에 제품으로도 많이 나와 있지만, 그보다는 조금 진하게 만들어 드시길 권해드립니다. 옥수수수염은 옥미수 玉米鬚, 옥촉서예玉蜀黍蕊라는 한약재로 쓰이는데요. 벼과 옥수수의 신선한 꽃대와 암

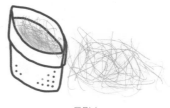

옥미수

술머리입니다. 맛이 달달해서 남녀노소 즐길 수 있어요. 소변을 잘 나오게 할 뿐만 아니라 스트레스도 낮춰주는 효과가 있습니다.

잘 씻은 옥수수수염을 8g 정도 준비해서 200㎖ 정도의 뜨거운 물에 넣어 30분 정도 우려주세요. 옥수수수염을 걸러내기 어려운 경우 친환경 다시팩 등에 옥수수수염을 넣고 우리면 더욱 편합니다.

또 하나 과민성 방광을 위한 특별음식은 '율무밥'입니다. 율무는 '의이인薏苡仁'이라는 한약재로 몸의 부기를 소변으로 빼주고, 피부를 매끄럽게 해주는 효과가 있습니다. 쌀 3, 율무 1의 비율로 밥을 지으면 되는데요. 톡톡 씹히는 율무 특유의 식감이 매력적입니다. 율무는 쌀보다 좀 더 딱딱하기 때문에 소화기능이 약한 분들을 위해서 율무는 전날 밤부터 불리고, 쌀은 30분 정도 불려서 율무밥을 만들면 더 좋습니다. 율무는 다른 잡곡보다 당질이 낮고 단백질과 섬유소, 식이섬유 함량이 높으며, 포만감을 더 느끼게 해주니 다이어트 건강식으로도 적합합니다.

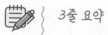

3줄 요약

1. 잦은 소변, 야간뇨, 소변이 찔끔찔끔 나오는 것 – 스트레스와 연관이 있다.
2. 평소 거꾸리 운동을 살살!
3. 옥수수수염차와 율무밥도 GOOD!

12

사랑이 식은 건 아닌데…
#발기부전

"원장님, 이 사람 보약 좀 잘 지어보세요!"

평소 유쾌한 농담을 잘하고, 큰 목소리에 자신감 넘치는 45세 L 씨가 남편분과 함께 와서 이야기했습니다.

"내가 없는 게 나을 거 같으니 난 침 치료부터 해주세요."

얼굴이 붉어진 남편분을 두고 L 씨는 원장실을 나와 성큼성큼 치료실로 갔습니다.

"무슨 일이 있으신 건가요?"
"실은… 요즘…"
"혹시 양기가 떨어지신 건가요?"
"네, 사랑이 식은 건 아닌데… 이상하게 안되네요. 아침에 조조

발기도 잘 되고, 영화나 드라마를 보면 반응이 바로 오는데. 아내 앞
에만 서면… 하하, 저도 미치겠어요."

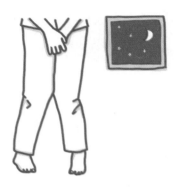

남성의 성기는 자극으로 인해 혈관확장이 일어나고, 음경 평활근
이 긴장되면서 음경의 크기가 커지고, 우뚝 솟게 되는 발기가 일어
납니다.

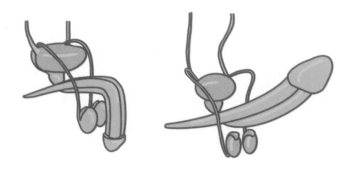

발기에는 성적 흥분으로 일어나는 'Erotic Erection'과 방광 충만

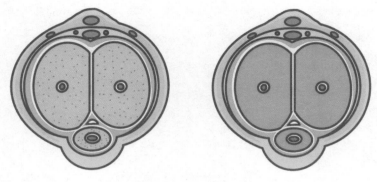

음경 평활근의 긴장에 의한 변화

시에 나타나는 'Reflective Erection'이 있어요. 발기부전은 파트너와의 성적 활동에서 반복적으로 발기가 안되거나 발기를 유지할 수 없는 경우를 말하는데, 일반적으로 이러한 상태가 3개월 이상 지속되면 발기부전으로 진단합니다. 발기부전이 생사를 오가는 질환은 분명 아니지만, 심리적 좌절감과 무력감, 수치심 등으로 인해 자신감이 저하됩니다. 부부 간의 친밀감과 원만한 성생활에 영향을 미치게 되며 정상적인 성관계가 어려워지면서 불임의 원인이 되기도 합니다. 그리고 발기부전을 가진 남성은 우울감을 경험하기도 하며, 성적 접촉을 하는 데 두려움이나 회피도 발생할 수 있습니다.

발기부전의 원인은

1 심인성(정서적 스트레스, 우울증이나 불안장애)

2 기질성 – 신경성(뇌종양, 뇌혈관질환, 척추손상, 당뇨병이나 만성 알

코올 중독), 내분비성, 혈관성 전신질환

3 고령, 흡연, 음주, 신체활동 부족

4 약물 부작용(호르몬제제, 고혈압 치료제 중 일부, 향정신성 약물 등)

등으로 나누어볼 수 있습니다.

삐뽀삐뽀!

1. 뇌종양이나 뇌혈관질환의 경우 발기부전 외에 다른 증상들을 동반합니다. 특히 척수 손상, 알코올 중독, 장기간 치료되지 않은 당뇨병은 뇌-음경 간의 신호를 방해할 수 있어요.
2. 고지혈증, 고혈압, 당뇨, 비만이라면 죽상동맥경화증(혈관 안쪽에 콜레스테롤이 쌓이고, 내피세포의 증식으로 혈관이 좁아지고, 이로 인해 혈류장애를 일으키는 질환)을 조심해야 해요! 협심증, 심근경색, 뇌경색뿐 아니라 말초 혈관질환으로 발기부전을 유발할 수 있거든요.
3. '돌아서면 다시 소변이 보고 싶어요 – 과민성 방광, 임증' 편에서도 언급한 마미증후군으로 배뇨장애, 배변장애, 발기부전이 올 수 있어요. 최대한 빨리 수술해야 합니다!

발기부전에 영향을 미치는 요인으로

1 파트너 요인 – 파트너의 건강상태나 성적인 문제 등

2 관계 요인 – 대화의 부족, 성욕의 차이 등

3 개인의 취약성 요인 - 과거의 성적 혹은 정서적 학대 등

4 정신과 질환 - 우울, 불안 등

5 스트레스 요인 - 실직, 이직 등

6 문화적 또는 종교적 요인 - 종교적 금기로 인한 억제 등

7 예후, 경과, 치료와 관련된 의학적 요인

들이 있습니다. 이처럼 심리적인 요인이 발기부전의 직접적 원인이 되기도 하고, 간접적인 영향을 미치는 요인이 되기도 합니다.

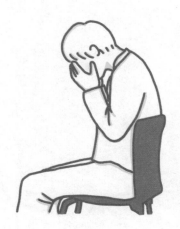

비아그라Viagra는 최초의 경구용 발기부전 치료제로 성행위 1시간 전에 복용합니다. 시알리스Cialis는 작용 시간이 길다는 특징이 있어요. 그런데 이들 약제의 공통적인 부작용으로 두통, 안면홍조, 시야 흐림 등이 있습니다. 더군다나 약물에 과민증이 있는 환자와 질산염

제제(협심증 치료제)를 복용 중인 환자는 복용할 수 없어요.

많은 분들이 자양강장제를 복용해야만 발기부전이 치료될 수 있다고 생각하시는데요.. 한의학에서는 발기부전을 양위陽痿, 음부전陰不全이라고 부르며, 원인을 스태미나의 부족命門火衰, 스트레스肝氣鬱結, 염증과 노폐물濕熱下注, 만성 신경성 소화불량心脾虛損, 운동부족氣滯血瘀 등으로 다양하게 보고 치료합니다.

평소 생활습관에서 발기부전을 예방하고, 가벼운 증상일 때 조기 치료할 수 있는 방법을 알려드릴게요.

담배 끊기

백해무익한 담배. 발기에는 특히 악영향을 미칩니다.

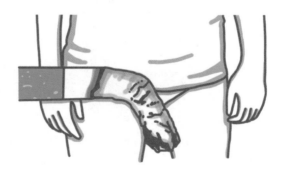

성기 내부에 있는 스펀지처럼 생긴 해면체에 혈액이 원활히 공급되어야 발기가 될 수 있습니다. 그런데 흡연을 통해 혈액 속에 흡수

된 니코틴은 성기 해면체 근육의 이완을 방해하고, 혈액 공급을 막아 발기부전을 유발할 수 있습니다. 발기부전 치료의 첫 단계는 금연입니다!

대화하기

발기부전임을 스스로 인정하고 파트너에게 솔직하게 이야기하는 것이 좋습니다. 심리적인 위로와 응원만으로도 도움이 될 수 있거든요. 함께 하는 취미생활도 권해드립니다. 공통의 관심사가 무료한 일상에 재미를 주고, 활기를 불러일으킬 수 있거든요. 함께 춤을 배워보기를 권해드립니다. 음악에 맞춰 로맨틱하게 서로를 응시하며 춤을 추다 보면 자연스럽게 사랑의 불꽃이 다시 타오를 수 있어요!

허벅지 근육 운동하기

한의학에서 성 기능과 연관된 경락(간경·신경·비경)은 허벅지 안쪽을 지나갑니다. 이 근육의 탄력도는 경락의 흐름을 원활히 하고, 발기부전을 예방하는 데 매우 중요합니다. 그런데 제대로 운동하기가 쉽지 않습니다.

특히 무릎이 발끝보다 나오지 않아야 무릎 통증 없이 스쿼트를

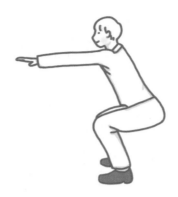

할 수 있는데 발뒤꿈치에 무게중심을 두다 보면 엉덩방아를 찧기도
합니다. 그래서 조금 더 쉽게 짐볼을 이용한 스쿼트를 권해드려요.

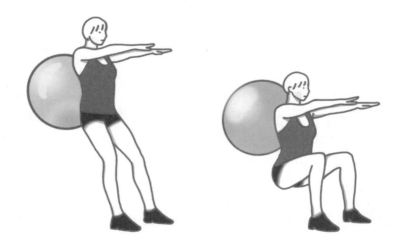

1 볼을 벽과 엉덩이 위쪽 사이에 둡니다.
2 무릎은 앞으로 뻗은 상태에서 짐볼에 체중을 싣습니다.

3 손을 앞으로 뻗거나 위로 뻗고 천천히 무릎을 굽히면서 짐볼이
등을 타고 올라가는 느낌을 확인합니다.

4 다시 천천히 짐볼이 내 엉덩이까지 내려오는 것을 확인하면서
올라갑니다.

5 15회 3세트 반복합니다.

위의 방법으로 짐볼 스쿼트를 하면 무릎이 다치지 않고, 허벅지
근육을 강화할 수 있습니다. 꾸준히 해보세요!

회음혈 자극하기

성기와 항문 사이에 위치한 회음혈은 한
의원에서 침 치료로 발기부전을 치료하는 경
혈입니다. 골반저 근육을 자극해주고, 스트레
스를 완화하는 효과가 있어서 심인성 발기
부전에 가장 효과적인 혈자리죠. 방석 위
에 골프공을 두고 회음혈 위치에 잘 조준
해서 앉아보세요. 10초 정도 꾹 눌러 지압하
고, 익숙해졌을 때 몸을 앞뒤 좌우로 살살 움
직이며 자극해주면 강렬한 느낌이 드실 겁니다.

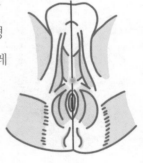

회음혈

음식

• 한증이 있는 분들은 복분자

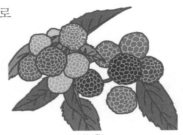

복분자覆盆子는 산딸기의 한 종류로
소변의 힘이 강해져서 요강盆이 뒤
집어진다覆는 이름처럼 비뇨생식
기를 강화하고, 발기부전에 효과
적입니다. 여러 실험에서도 효과가
입증되었는데요, 빨갛게 익은 복분자가 초록
색의 덜 익은 복분자보다 테스토스테론 수치,

복분자

정자 수, 정자의 운동성을 높인다고 합니다. 복분자는 따뜻한 성질
을 갖고 있기 때문에 평소 추위를 많이 타는 분들에게 더욱 적합합
니다. 더위 많이 타는 분들이 복분자를 너무 많이 먹으면 가슴이 답
답하거나 두통 등의 부작용이 있을 수 있어요.

• 열증이 있는 분들은 굴

"굴을 먹어라, 더 오래 사랑할 수 있다Eat oyster, love longer"라는 서양
속담이 있을 정도로 굴은 유명한 정력제입니다. 카사노바가 그렇게
좋아했다죠! 굴에 풍부한 아연은 테스토스테론의 분비와 정자 생성
을 돕는 미네랄입니다. 산란기인 5~8월은 독성이 있으니 피하시고,

쌀쌀한 겨울이 굴의 제철이에요! 몸이 차가운 분들은 굴을 많이 먹었을 때 복통과 설사를 유발할 수 있으니 평소 더위를 많이 타는 분들에게 발기부전이 있을 때 더 적합합니다.

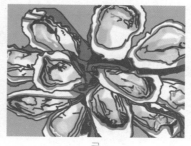

굴

3줄 요약

1. 아주 복합적인 심리적 요인이 작용합니다.

2. 담배부터 끊고, 파트너와 대화하세요.

3. 짐볼 스쿼트, 회음혈 마사지, 복분자 또는 굴. 꾸준히 노력하면 돌아옵니다!

13

생리할 때만 되면 짜증 나고 아파요
#생리전증후군

'생리 도벽'이라는 말 들어본 적이 있나요? 예전에 우리나라 유명 가수가 백화점에서 30만 원 상당의 옷을 훔치다 걸렸는데, 그 이유가 생리전증후군에서 비롯된 생리 도벽 때문이라고 보도되었어요. 생리 도벽은 이 가수 한 명만의 병이 아닌데요. 종종 생리 도벽으로 액 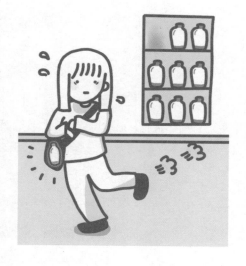 세서리를 훔치다 경찰에 붙잡힌 사람, 대형 마트에서 자잘한 생필품 등을 훔치다 걸린 사람, 10년 동안 생리 도벽으로 여러 물건을 훔치다 23번이나 경찰에 붙잡힌 사람 등 잊을 만하면 이 질환으로 인한 사건 기사를 볼 수 있어요. 도대체 생리 도벽이 뭐기에, 생리전증후군이 뭐길래 도둑질까지 하게 되는 걸까요?

생리전증후군Pre-Menstrual Syndrome, PMS은 가임기 여성 중 95%가 겪을 정도로 흔한 질환입니다. 이 중 5~8%는 일상생활이 어려울 정도로 심한 생리전증후군을 호소하는데, 여기에 해당하지 않더라도 주기적으로 신체적, 정신적 불편함이 있기 때문에 전반적인 삶의 질이 떨어지는 경우가 많아요. 생리 전 컨디션이 떨어지면서 갑자기 마음이 울컥하거나 짜증이 늘면서 자극적인 음식을 찾고 단 초콜릿, 디저트를 마구 먹은 경험이 있다면 잘 아실 거예요.

생리전증후군은 말 그대로 생리를 하기 전 신체적·정신적·행동 증상이 나타나는 걸 말해요. 생리하기 전에 주기적이고 반복적으로 나타나서 생리가 시작하면 대개 사라진다는 특징이 있죠. 신체적인 증상으로는 복통·요통·두통·유방 통증 등이 나타나거나 손발이 붓고, 근육통, 소화불량 등이 나타날 수 있습니다. 정신적인 증상으로는 안절부절못하거나 불안함·우울·예민·긴장 등이 나타나면서 다른 사람과 큰 소리를 내며 싸우거나 반대로 위축되어 사람을 피해 혼자 있는 등의 행동 증상을 보이기도 합니다. 처음 말씀드렸던 것처럼 충동을 이기지 못하고 도벽을 보이는 경우도 있어요.

생리전증후군의 정확한 원인이나 병태생리기전은 아직 확실하지 않아요. 그렇지만 생리가 시작되는 시점의 성호르몬과 세로토닌의 분비 변화와 연관 있다고 추정되며 이 외에도 스트레스나 우울감 등 심리적인 요인, 생활 습관이 관련되어 있다고 알려졌어요.

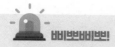

삐뽀삐뽀!

생리전증후군과 함께

1. 월경이 불규칙하거나
2. 월경의 양이 지나치게 많거나 혹은 적은 경우
3. 극심한 생리통이 있다면
   ➡ 다른 질환으로 인해 생리전증후군이 생겼을 수도 있습니다. 산부인과 검사를 꼭 받아보시길 권합니다.

이번에는 한의학적으로 생리전증후군을 바라볼까요? 한의학에서는 '경행병經行病'이라는 말이 나오는데요. 월경의 주기적 변화에 따라서 나타나는 다양한 증상을 포괄하는 표현입니다. 경행병은 월경 전 신체 장부의 기능 실조와 관련되어 있는데요. 특히 지나치게 감정을 억누르거나 분노가 있을 때, 감정적인 스트레스로 막힌 기의 흐름이 생리 전이라는 특수한 상황과 결부되어 장부의 기능을 방해해 정상적으로 작용하지 못하고 온갖 증상이 발생한다고 해요. 생리 전이라는 특수한 상황과 결부되었다고는 하지만 스트레스가 중요한 역할을 한다는 겁니다.

체계적 문헌고찰인 코크란 리뷰Cochrane Review에 따르면, 지압과 침 치료는 생리전증후군의 정신적·신체적 증상을 개선한다고 합니다. 그래서 오늘은 지압할 수 있는 혈자리 두 군데를 말씀드리려고 합니다.

태충혈

태충혈은 경락 중 간경에 있는 혈자리에요. 간은 한의학에서 스트레스를 받을 때 가장 먼저 관련되는 장부입니다. 스트레스를 크게 받아 가슴이 답답하고, 마음이 어지럽고 화가 날 때, 그 마음을 진정시켜주는 자리가 바로 태충혈입니다. 태충혈이 간을 소통시키고, 기를 원활하게 하기 때문이에요.

태충혈

태충혈은 발등 위에 있는데, 처음 위치를 잡으려면 조금 어려울 수 있어요. 우선 엄지발가락과 두 번째 발가락 사이 오리발 같은 곳에서 시작해볼게요. 발가락 사이에서 발등 쪽으로 올라와 엄지와 검지의 동글동글한 뼈 사이를 지나면 길쭉한 뼈 사이에 움푹 파인 고랑을 만질 수 있죠? 그 고랑을 쭉 타고 발등으로 올라오다 보면 뼈를 만나 막히는 곳이 있는데, 막히기 전 움푹 파인 곳이 바로 태충혈입니다.

삼음교혈

다음은 삼음교라는 혈자리에요. 삼음교는 여성에게 좋기로 유명한 혈자리입니다. 종아리 안쪽에 위치하는 삼음교는 여성의 월경 및 임신과 관련이 깊거든요. 여성의 신체적인 문제와 더불어 정신적 스트레스에 모두 관여하는 자리이기 때문에 이곳을 마사지해주면 생리전증후군뿐만 아니라 불규칙한 생리주기, 월경통 등에 모두 효과가 있습니다.

삼음교혈은 쉽게 잡을 수 있어요. 안쪽 복사뼈를 보았을 때, 먼저 가장 높이 솟은 뼈의 위치를 확인해주세요. 그 복사뼈의 가장 높은 위치에서부터 3촌 위가 삼음교혈입니다.

당귀차

당귀는 '여성을 위한 인삼'이라는 말이 있을 정도로 여성에게 좋은 한약 재입니다. 당귀는 혈액의 생성과 순환 효과가 있으며 아랫배에 뭉친 기를 풀어주기도 합니다. 자연히 생리전증후군으로 고생하는 분께 효과가 있지요. 또한, 마우스Mouse를 대상

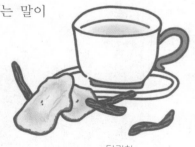

당귀차

으로 한 연구에서 외부 스트레스에 좋은 효과가 있다는 결과도 보고되었습니다. 스트레스를 받아 막힌 기의 흐름도 당귀가 풀어줄 수 있다는 거죠. 대신 당귀차를 너무 많이 복용하거나, 처음 먹을 때에

는 설사의 가능성도 있으니, 평소 장이 예민한 경우라면 주의가 필요합니다. 당귀차를 마실 땐 당귀 4g 정도를 뜨거운 물 200㎖에 30분 정도 우리면 돼요. 넉넉히 만들고 싶을 땐 10g 정도를 물 1.5ℓ에 넣고, 물이 끓으면 약한 불로 10분 정도 더 달여서 드시면 됩니다. 이왕이면 차는 따뜻하게 드셔주세요.

운동

지압과 당귀차 외에도 일상생활에서 함께 관리하면 좋아요. 카페인이 들어있는 커피나 술은 내 몸을 더 긴장시키기 때문에 생리 전에는 피하는 것이 좋고, 적당한 운동을 계속하면 생리전증후군 증상을 개선할 수 있어요. 한 연구 결과에 따르면, 주 3회 60분씩 8주 동안 운동을 한 경우 생리전증후군 증상이 훨씬 좋아졌다는 보고도 있어요. 운동의 종류보다는 60분 동안 적당한 강도의 운동을 하는 것

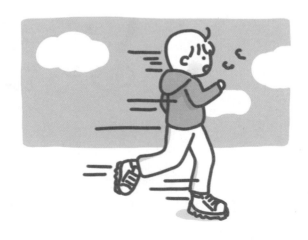

이 더 중요합니다. 운동 처음에는 약한 강도로 시작하시고, 익숙해지면 서서히 강도 올리기를 권해드려요.

그럼 운동 강도는 어떻게 정하면 좋을까요? 운동 강도를 확인하는 방법에는 크게 두 가지가 있습니다. 하나는 '내'가 느끼는 운동의 강도이며, 두 번째는 최대심박수Maximum Heart Rate를 이용한 방법입니다.

첫 번째, 운동을 시작하는 초기 단계에는 대화할 수 있는 정도로 가볍게 땀이 나는 운동을 10분 내외로 시작하시면 좋습니다. 일주일 정도는 가볍게 운동하면서 적응하고, 그 이후에는 몇 분 만에 땀이 나고, 호흡이 깊고 빠르게 될 정도로 운동 강도를 세게 하면 좋습니다.

두 번째, 운동할 때 큰 문제 없이 도달할 수 있는 최대심박수를 통해 계산하는 방법입니다. 최대심박수를 정확하게 측정하기 위해서는 심장부하검사를 해야 하지만, 대략적으로 '220−나이'로 계산할 수 있어요. 휴식할 때 1분 동안 뛰는 안정된 상태의 맥박을 측정한 다음, 최대심박수에서 안정 시 맥박을 빼주세요. 여기에 목표하는 강도를 곱해준 후, 다시 안정 시 맥박을 더하면 이게 목표 심박수가 됩니다.

(최대심박수−안정 시 맥박)×목표하는 강도(60~85%)+안정 시 맥박=목표 심박수

운동을 시작한 첫 주에는 마찬가지로 너무 심하게 운동하면 오히려 힘들 수 있기 때문에 목표를 60%로 잡고 계산해주시고요, 운동이 적응되면 70~85% 정도의 강도를 목표로 운동하면 됩니다. 목표 심박수를 정했다면, 운동 중간중간에 잠깐 멈추고 15초 동안 맥박을 측정한 뒤 곱하기 4를 해주면서 운동 강도를 조절하면 됩니다. 만약 맥박을 재주는 스마트워치가 있다면, 굳이 멈추지 않더라도 맥박을 확인할 수 있으니 중간중간 스마트워치를 확인하면서 더 편하게 운동에 집중할 수 있을 거예요.

하지만 최대심박수를 이용해 목표 심박수를 정하는 건 사람마다 편차가 있기 때문에 완벽한 방법은 아닙니다. 목표 심박수에 맞추어 운동하고 있다 하더라도 너무 격렬해서 숨이 막 차거나 너무 고통스러워 계획한 양의 운동을 할 수 없다면, 현재 체력보다 운동 강도를 세게 잡은 것이니 꼭 조절해주세요.

3줄 요약

1. 생리전증후군의 원인과 기전은 명확하지 않고, 여러 가지가 복잡하게 연관되어 있다고 추정된다.

2. 태충혈과 삼음교혈 지압, 당귀차를 활용하자!

3. 주 3회, 60분 동안 적당한 강도로 운동하자! 무슨 운동이건 꾸준하게!

14

밑이 쓰라리고 아파요
#질염

여성들의 감기, 질염입니다. 가임기 여성의 30%가 질에서 나는 비린내와 다량의 분비물 때문에 괴로워합니다. 질염의 증상은 속옷이 젖을 정도로 질 분비물의 양이 많고, 분비물이 투명하거나, 누런색, 초록색, 붉은색, 회색 등을 띠는 경우도 있고 악취가 나며, 가렵다 못해 쓰라린 통증이 느껴집니다. 폐경 여성의 경우에는 반대로 질이 건조해지기도 하고 예민해져 수분공급이 낮고 약해진 질벽에 쉽게 상처가 납니다. 이 분비물은 '냉'이라 불리며 한의학에선 '대하'라고 일컫는데, 여성 생식기 상태를 반영한다고 볼 수 있습니다. 양방에서는 균 검사를 통해 원인균을 파악하게 되며, 세균성 질염(30~40%), 트리코모나스질염(15~20%), 칸디다질염(20~25%) 등과 같은 진단을 하게 됩니다.

질염이 걸리는 이유는 뭘까요? 간혹 질염과 성병이 같다고 생각하는 경우가 있는데 이는 잘못된 인식입니다. 트리코모나스 질염을 제외하고는 성관계와 전혀 상관이 없습니다.

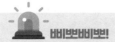

스트레스도 질염의 원인이다? 맞습니다. 건강한 여성의 질에는 여러 균들이 서로 조화를 이루며 살아갑니다. 그중 많은 비율을 차지하는 유익균이 젖산균인데요, 이 균은 질 내 환경을 산성으로 유지하고, 외부 침입을 막는 방어막 역할을 합니다. 건강한 질에는 이 균이 풍부합니다. 질 내 점막의 면역력이 약화되면 젖산균을 비롯한 유익균이 줄어들고, 여러 감염균이 우세해지면서 염증성 질환, 질염이 발현됩니다. 질 내 점막의 면역체계가 무너지는 것은 타고난 체질도 원인이지만 그보다는 균형을 무너뜨리는 생활습관들이 큰 영향을 끼칩니다. 특히 스트레스가 누적되었을 때, 수면부족이나 피로가 쌓였을 때 우리의 면역시스템은 불안해집니다. 그래서 질염의 예방을 위해 스트레스 관리가 꼭 필요합니다!

이 외에 여름철 야외수영장, 계곡, 바다로 놀러 가는 경우에 질염이 유발되기 쉽고, 재발도 잦습니다. 장기간의 무분별한 항생제 복용, 경구피임약 복용, 과한 질 세정제 사용, 자궁 내 피임장치 사용, 무리한 다이어트, 꽉 끼는 청바지나 속옷 착용 등은 반드시 금해주셔야 합니다. 위와 같은 자극이 더해지면 질염이 심해질 수 있어요. 장기간 질염으로 소염제, 항생제를 복용하다 보면 소화불량, 속쓰림은 물론 면역력 약화의 악순환이 될 수 있습니다.

평소 다른 사람보다 추위를 많이 타고 손발, 아랫배가 찬 경우, 소화기능이 떨어지는 경우 혹은 치질이나 자궁하수 등을 갖고 계신 경우에는 질염을 비롯한 생식기계 염증이 잘 생길 수 있으며 재발이 쉽고, 치료 역시 어려울 수 있으니 다음과 같이 미리미리 예방하시길 권해드립니다.

• 하루 한 번, 외음부 정도만 가볍게 세척하세요.

찝찝한 마음에 질 세척까지 하시는 경우가 간혹 있는데요, 이는 모든 박테리아에게 문을 활짝 열어주는 것과 마찬가지입니다. pH 7인 물은 질 환경에 너무 강한 알칼리성이기 때문입니다. 이러한 습관이 질 내 정상 세균총을 망가뜨려 냉 대하를 악화시킬 수 있습니다. 외음부만 가볍게 씻어낸 뒤, 충분히 건조시키고 속옷을 입는 것이 좋습니다. 세정제도 피부자극이 없는 제품으로 소량만 사용하세요.

• 생리대는 꼼꼼히 따져가며 골라주시고, 팬티라이너는 최소한만 사용해주세요.

발암물질이 검출된 생리대가 문제 된 적이 있었죠. 세탁이 번거롭더라도 면 생리대를 사용하는 것이 좋습니다. 불편하다면 유해물질로부터 안전한 생리대를 잘 검색하고 구매하셔야 합니다. 질염 상태에서는 탐폰의 사용도 권하지 않습니다. 독성쇼크증후군의 우려가 있을 뿐만 아니라 질벽에 상처를 입힐 우려도 있습니다. 또한, 팬티라이너는 배란일 전후, 생리 전후에만 잠깐 쓰고, 계속 사용하지는 않아야 합니다. 팬티라이너 특성상 통풍이 잘되지 않아 염증을 더 심화시킬 수 있습니다.

• 꽉 끼는 거들이나 타이즈, 배꼽 이하로 보온이 되지 않는 옷은 피해주세요.

우리 몸은 혈액순환과 림프순환 등을 통해 온몸에 영양분을 전달하고 면역력을 유지하게 됩니다. 하복부를 꽉 조이는 옷과 속옷은 자궁을 비롯하여 비뇨생식기계 전반의 순환을 떨어뜨려 이상적인 상태의 유지를 어렵게 합니다. 따라서 배꼽 아래를 차게 만드는 짧고 꽉 끼는 얇은 옷은 멀리하고, 통풍이 잘되는 여성 트렁크 팬티 혹은 헐렁한 속옷을 권해드립니다. 이와 더불어 복부를 늘 따듯하게 유지하는 것이 핵심입니다.

한의학적으로 권해드리고 싶은 것은 뜸입니다. 심부의 온도를 높여 기혈 순환을 돕고, 면역력을 활성화하며 소염작용을 통해 치료에 상당한 효능을 보일 수 있습니다. 화상의 위험, 냄새가 밸 수 있다는 우려로 꺼리는 분들도 계시겠지만, 냄새와 연기가 없는 뜸, 온도 조절이 가능한 쑥뜸 혹은 전자뜸도 있으니 걱정하지 마세요.

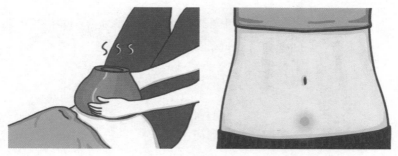

관원혈

앞서 말씀드린 뜸을 관원혈에 시행하는 것이 좋으며, 평소에 이 혈자리를 따뜻하게 하시길 바랍니다. 관원혈은 배꼽 아래 3촌에 위치합니다. 옛 고서에는 관원에 남자는 정精이 간직되어 있고 여자는 혈血이 모여 있다고 했습니다. 생식과 배설에 관여하며, 신진대사를 활성화하는 혈자리입니다. 부착형 핫팩 등을 화상에 유의하며 관원혈을 포함한 하복부에 속옷 위로 위치시켜 온몸이 따뜻해지는 기분을 느껴보시면 좋겠습니다.

3줄 요약

1. 질염, 여성들의 감기라 할 정도로 흔하게 찾아온다.

2. 스트레스와 면역력 저하 시 더 흔하게 찾아온다. 이때 원인균에 따라 치료 양상이 달라질 수 있으니 이를 감별하는 것은 필수!

3. 생활습관 개선이 뒷받침되어야 재발하지 않는다. 하복부를 따뜻하게 하는 것이 관건!

15

가만히 있는데 근육이 덜덜덜 떨려요
#근육 떨림 #육순근척

우리 몸의 근육은 내가 움직이고 싶을 때 움직이게 할 수 있는 수의근Voluntary Muscle(맘대로근)과 내 마음대로 조절할 수 없는 불수의근 Involuntary Muscle(제대로근)으로 나눌 수 있습니다. 수의근은 팔다리 근육·복근·안면근육 등이고 불수의근은 심장근육·소화기관이나 생식기관의 근육 등을 말합니다.

수의근

그런데! 이 수의근이 내 의지와 상관없이 떨리는 경우가 종종 발생합니다. 파르르~ 눈 주변 근육이 떨리거나 덜덜덜~ 팔다리 근육이 움직이면 당황하죠. 피곤하거나 힘들었을 때 잠깐 나타나는 증상이면 넘어가겠지만, 수시로 떨리고 그 시간이 길어지면 누구라도 긴장합니다.

가장 흔하게 호소하는 증상이 '안면경련' 입니다. 대부분의 환자분들이 팔다리 근육이 떨리는 것은 그냥 넘어가도 눈 주위나 입 주위의 근육이 떨리면 더 심각하게 느끼게 마련입니다. 원인이 명확히 밝혀지지는 않았지만, 안면신경 가까이에 동맥의 박동에 의한 지속적인 안면신경의 손상이나 종양에 의

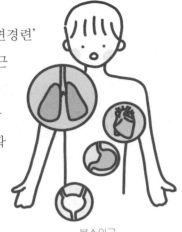

불수의근

한 신경 압박도 원인이 될 수 있습니다. 가장 흔한 원인으로는 근육통, 피로, 과로이며 그 외에도 스트레스, 불안 등에 의해서도 발생할 수 있습니다. 과도한 운동, 탈수 등이 안면경련을 유발할 수 있으며, 임산부에서도 나타날 수 있습니다. 고령·육상선수·비만·임산부의 경우 증상이 더 쉽게 나타날 수 있고, 갑상선질환, 간질환, 신장질환을 가진 사람들에게 발생할 수 있습니다.

 삐뽀삐뽀!

신경 예민, 심계항진(가슴 두근거림), 피부의 열감, 빈맥, 안구 돌출, 가늘어진 모발, 혀를 내밀었을 때의 떨림과 함께 근육 떨림 증상이 나타난다면 갑상선기능항진증을 의심해볼 수 있어요. 응급상황은 아닐 수 있지만 혈액 검사를 통해 얼마만큼 심한지 확인이 필요합니다. 급격한 피로감이나 부종, 소화장애 등 전신 증상이 같이 나타난다면 간, 신장의 이상일 수 있으니 혈액검사와 소변검사가 필요합니다.

해부학적인 문제가 아닌 경우라면 근육 떨림은 심리적인 요인이 중요하게 작용합니다. 긴장하거나 다른 사람과 이야기할 때, 중요한 발표를 할 때 심리적인 불안과 함께 경련이 더 심해지고 이 때문에 대인기피증이나 우울증으로 악화할 수 있습니다. 이렇듯 근육 떨림은 신체화·심신증에 해당하는 경우가 많습니다.

인터넷 검색을 해보면 '마그네슘 부족'이라는 이야기가 많아 얼른 먹어보지만, 효과를 보는 경우가 잘 없어요. 최근 연구에 따르면, 마그네슘을 먹거나 주입한 것 모두 위약(가짜약)과 비교해서 뚜렷한 효과를 보이지 않았습니다.

'커피'가 눈 떨림을 호전시킬 수 있다? 연구에 따르면 카페인 섭취가 늘어날수록 근경련의 발생이 증가하는 것으로 보고되었습니다.

그렇다면 효과가 있는 치료는? 해당 근육 스트레칭과 한약 치료가 효과적이었습니다. 임상적으로 떨리는 근육만 치료하기보다 그 근육과 연관된 몸의 중심부를 함께 치료해주었을 때 호전 속도가 빠릅니다. 예를 들어 눈 주변 근육 떨림은 목·어깨 근육을 풀어 혈류순환을 도와주고, 팔 근육 떨림은 목과 등 부위 척추를, 다리 근육 떨림은 허리와 골반, 고관절 주변을 함께 치료해야 합니다.

그래서 스트레칭, 근육 마사지를 할 때에도 해당 근육뿐 아니라 몸의 중심부에 있는 근육들을 함께 풀어주면 효과적입니다. 안면경련, 팔 등의 상체 쪽이라면 흉쇄유돌근Sternocleidomastoid Muscle, SCM을, 허리·다리 등의 하체 쪽이라면 장요근을 풀어주세요.

• SCM 스트레칭

1 오른쪽 쇄골을 양손으로 살짝 눌러주세요.

2 고개를 왼쪽으로 완전히 돌리고 천천히 뒤로 젖혀주세요.

3 뻐근함이 느껴진다면 그 상태로 10초 유지하기! 반대쪽도 꼭
해주세요.

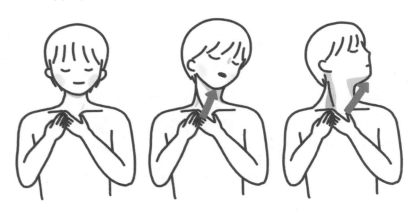

• 장요근 스트레칭

1 왼쪽 무릎은 땅에 닿게 하고, 오른쪽 무릎을 굽혀 앞쪽으로 살
살 이동합니다.

2 왼쪽 복부 깊숙이 위치한 근육, 장요근이 충분히 늘어나는 느
낌을 확인합니다.

3 이때 양손을 머리 위로 올려 살짝 뒤로 젖혀줍니다. 10초 유

지! 반대쪽도 해보세요.

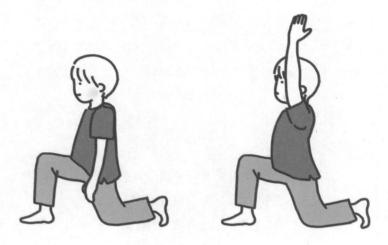

우리 몸은 신기하게도 근육의 떨림이 심리적인 불안감이나 걱정과 함께 나타나는 경우도 많습니다. 이 두 증상을 한 번에 치료할 수 있는 약재가 '복령'이에요.

복령

복령은 소나무에 기생하는 균체로 버섯의 일종입니다. 소변을 원활하게 해주고, 심리적인 안정을 주고 근육 떨림을 함께 잡아주는 약재입니다. 맛이 강하지 않고 순한 약재이니 한약을 별로 좋아하지 않는 분들도 힘들지 않게 드실 수 있을 거예요.

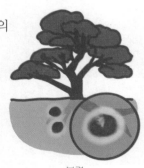

복령

복령 8g을 뜨거운 물 200㎖에 넣어서 30분 정도 우려내면 물의 양이 150㎖ 정도로 줄게 되는데요. 이렇게 우린 복령차를 따뜻하게 드시면 됩니다. 시간의 여유가 없다면 팔팔 끓는 물 120㎖에 복령 8g 정도 넣고 3분 정도 우린 후 드시면 됩니다.

3줄 요약

1. 너무 걱정하지 마세요(심리적인 요인이 떨림을 더 악화시킵니다).

2. 마그네슘 부족 때문이 아닌 경우가 더 많아요.

3. 흉쇄유돌근과 장요근 스트레칭을 자주 하고, 복령차를 드셔보세요!

16

피곤하고 멍한데 잠이 안 와요
#불면

커피도 한잔하지 않은 밤. 너무 피곤해서 자고 싶은데도 무슨 이유에서인지 더 또렷해지는 날이 있죠. 별 헤는 밤도 양 세는 것도 옛날 얘기. 오라는 잠은 오지 않고, 어지러운 상념들만 떠올라 잠 못이루는 나를 더욱 괴롭게 합니다.

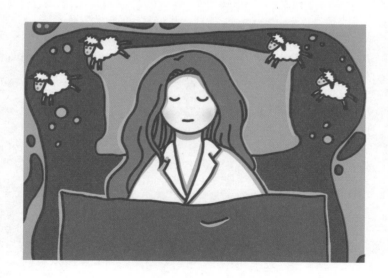

이런 날들이 달이 세 번 차오를 때까지 지속된다면…? 머리가 돌덩이처럼 무겁고 지끈지끈한 것은 물론 붕 뜬 멍한 느낌에 일을 하는 능률도 떨어지게 되죠. 눈도 깔깔하니 건조한 것 같고, 누가 위에서 짓누르듯 어깨도 결리고, 입맛도 떨어지고…. 무엇보다 피로가 풀리지 않아 온종일 축 늘어지게 되어, '아무것도 하기 싫은 생각'조차도 버거워집니다. 작은 소리에도 깜짝깜짝 놀라게 되고, 조금이라도 건드리면 터질 것 같은 예민함이 극에 달하게 됩니다.

미국정신의학회에서 발간한 DSM-V^{Diagnostic and Statistical Manual of Mental Disorders}의 불면장애^{Insomnia Disorder} 진단기준에 따르면 수면문제가 주 3회 이상, 3개월 이상 지속할 때 불면장애로 간주합니다. 물론 이 외에도 잠들기가 어렵거나 일정 시간 이상 수면을 유지하기 어려운 경우, 자고 난 뒤 개운하지 않은 경우 등 다양한 증상들이 포함됩니다.

일반적으로 불면에 수면유도제 혹은 수면제를 복용하시는 경우가 흔히 있죠. 수일에서 2~3주 내외로 적절히 사용하면, 내성이나 의존을 일으킬 가능성이 적지만, 지속적인 복용은 약물 의존을 유발합니다. 장기간 복용하다 갑자기 중단할 경우, 반동성 불면증을 유발할 가능성도 있으니 복용에 신중하셔야 합니다.

불면의 원인은 다양하지만, 큰 갈래의 위에 있는 것은 역시 스트레스입니다. 스트레스를 주는 직장·가족·친구·금전 요인과 관련된 생각들이 잠들기 위해 누운 밤, 꼬리에 꼬리를 물고 찾아오기도 하고요, 혹은 그러한 스트레스 요인 자체가 주는 부담이 잠 못 이루게 하는 가장 큰 이유겠습니다.

그렇지만 생각보다 스트레스와 무관한 요인 역시 나의 잠을 방해하고 있을 수 있습니다. 그런 의미에서 다음과 같은 사항들을 체크해보세요!

1 수면 중 요의로 인해 깨는 경우와 감별하세요! 소변 때문에 잠을 깨는 것인지, 잠을 깨는 김에 화장실을 가는 것인지를 구분해보세요. 야간뇨 등으로 자주 깨는 경우, 비뇨기의 기질적인 문제가 있지는 않은지 확인할 필요가 있습니다. 취침 전 수분 섭취를 조절하는 것은 물론입니다.

2 카페인 섭취량을 파악하세요! 콜라나 진통제에도 카페인이 함유되어 있음을 알고 계셨나요? 이 외에도 녹차·에너지드링크 등 생각보다 카페인은 생활 깊숙이 함께합니다. 카페인을 섭취하면 수면 효율이 최대 20% 정도 나빠집니다. 카페인은 잠이 들었지만 뇌는 깨어 있는 상태를 유지시킵니다. 이는 뇌를 쉬게 하는 수면의 기능을 내쳐버린 것과 같죠. 더불어 '몽롱한 상태를 벗어나기 위한 커피·카페인 음료 섭취 → 불면 → 각성을 위해 다시 카페인 의존'이라는 순환고리를 끊어야 합니다.

3 잠들기 위한 수단으로 술을 마시고 있진 않은가요? 음주는 이완의 역할은 하지만 수면의 질을 저하시킬 수 있으니 권하지 않습니다.

4 주무시기 전 스마트폰 화면, 저 멀리 두어야 합니다. 시각적으

로 강한 자극은 피하고, 음악 청취나 독서를 대신 권장합니다.

위와 같은 부분들을 체크하셨다면, 다음과 같이 생활습관 개선 그리고 인지 개선을 위해 힘써주셔야 합니다.

1 기상 시간을 일정하게 합니다.

2 수면시간이 부족하더라도 낮잠은 금합니다. 특히 오후 3시 이후의 낮잠은 밤의 수면리듬에 직접적인 영향을 줄 수 있습니다.

3 중추신경에 작용할 수 있는 카페인 섭취, 흡연, 음주는 피해주세요.

4 햇빛을 낮에 적당히 쬘 수 있도록 합니다.

5 취침 전과 너무 늦은 시간을 피하여 적절한 운동을 시행합니다.

6 잠에 지나치게 중요성을 부여하지 않습니다. '반드시 8시간은 자야 한다', '지금 잠들어도 4시간밖에 못 자겠다'는 식의 마음 상태가 오히려 숙면을 방해합니다.

삐뽀삐뽀!

수면이 알츠하이머병, 치매와 연관이 있다는 연구결과가 있습니다. 숙면을 통해서 알츠하이머 환자의 뇌세포를 손상시키는 특정 단백질이 체외로 배출됩니다. 그런데 깊은 잠을 자지 못하면 이 단백질이 뇌의 중요 부위에 침착됩니다. 결국, 불면이 치매의 위험성을 증가시키게 되죠. 그래서 치매를 예방하는 생활 습관에 숙면을 꼽을 수 있습니다.

불면증 개선에 대한 한의약 치료 중 '전침'의 효과가 과학적으로 밝혀졌습니다. 3개월 이상의 불면으로 불편을 겪은 환자 150명을 대상으로 실시한 2021년의 연구 결과를 볼까요? 불면증 치료와 관련 있는 혈자리에 4주간 10회의 치료를 받은 후 수면의 질, 수면 시간, 불안, 우울 척도가 개선됨을 확인할 수 있었습니다.

청국장

생활 속에서 쉽게 드실 수 있는 음식으로는 구수한 청국장이 있습니다. 콩을 발효한 것을 한약재로는 향시 혹은 두시라고 하는데요, 이 향시가 불면에 다용하는 한약의 주 약재로 사용됩니다. 불면에 흔히 동반되는 가슴속이 그득하면서 갑갑한 것을 치료하고요, 마음의 안정에 도움이 되는 약재입니다. 청국장으로 불안하고, 갑갑한 마음이 해소되고 꿀잠 주무시길 기원합니다.

콩

조해혈·신맥혈

지압하는 데 효과적인 혈자리는 '조해혈'과 '신맥혈'입니다. 발의 안쪽 복사뼈 중앙에서 바로 아래 움푹하게 들어간 곳이 '조해혈'이고요, 조해혈의 바로 반대편에 있는 발의 바깥쪽 복사뼈 중앙에서 바로 아래 움푹한 곳이 '신맥혈'입니다. 주로 귀에 붙이는 스티커로 된 형태의 '피내침'을 이 경혈에 붙인 상태에서 잠자리에 들어보는 것도

좋은 방법입니다. 혹은 취침 전 씻
고 머리를 말린 후 세상에서 가장
편한 자세로 앉아 손가락으로 해당
경혈점을 꾹꾹 눌러보세요. 따로 자극
하는 것보다 같이 지압해주시는 것이 더
좋습니다.

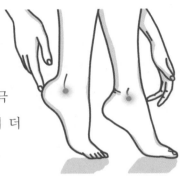

조해혈, 신맥혈

3줄 요약

1. 불면, 스트레스와 제일 밀접한 연관이 있다.

2. 스트레스 요인을 줄여나가는 것이 제일 중요하지만, 그러기 참 쉽지 않은 경우가 많아서 청국장, 경혈 지압 등의 도움 을 받아보자!

3. 스트레스와 무관한 요인들도 관여하므로 해당이 되는 요인 들은 제거할 것!

17

갑자기 화가 나고 허무하고 허탈해요
#화병 #탈영실정

남녀 갈등, 지역 갈등, 인종주의…. 바야흐로 '분노의 시대'입니다. 갈등이 쌓이고, 분노와 증오, 폭력이 심심찮게 뉴스에 보도되고 있지요. 그렇다고 분노와 화는 거창한 것에서만 생기는 것은 아닙니다. 길을 걷다가 적색 신호등에 건너는 사람을 보면 화가 나고, 가게에서 불친절한 직원을 보면 또 화가 납니다. 집안일은 하지 않고 누워있는 가족을 보면 분노가 속에서 끓어오르고, 내가 하는 말을 귀 기울여 듣지 않는 친구에게 속상함을 느낍니다. 우리는 이렇게 크고 작은 문제에 화가 나고, 분노가 쌓일 수 있지요.

사전에서 화를 찾아보면 '몹시 못마땅하거나 언짢아서 나는 성'을 말합니다. 그리고 이 화를 풀지 못하고 쌓이면 화병이 되지요. 화병은 우울과 불안, 분노와 같은 부정정서 중 분노로 인해 발생한 정신장애를 말합니다. 정신질환의 진단 기준으로 많이 사용되는 DSM-IV에서는 한국의 문화 관련 증후군으로 한국인 특유의 '한(恨)'의 정서

가 연관된다고 소개되었죠(이후에 DSM-V에서는 문화 관련된 내용이 대부분 삭제되면서 화병도 빠져 내용을 찾아볼 수 없어요).

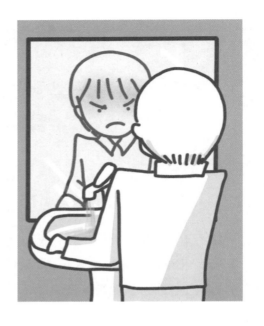

화병은 전통적으로 중년이나 갱년기 여성의 분노가 쌓여 생기는 것을 말했는데, 가정불화뿐만 아니라 가난이나 취업난, 주거환경의 불안정 등 사회

경제적인 문제나 억울한 누명, 사업 실패, 크게 놀라는 일 이후에 생기는 화병도 있을 수 있어요. 한의학적으로 '탈영실정脫營失精'이라는 용어가 있는데요. 사회적 지위가 높았다가 갑자기 낮아지면서 생기는 '탈영'과 부유했다가 사업 실패 등으로 갑자기 가난해지면서 생기는 '실정'을 합친 말입니다. 탈영실정이 생기면 모든 게 허무하게만 느껴지면서, 입맛이 줄고 살이 빠집니다. 기력도 줄어들어 작은 일에도 깜짝 놀라면서 정신도 흐릿해지는데, 이 또한 화병의 일종으로 볼 수 있습니다. 오랜 시간 쌓인 스트레스를 수용하거나 적응하지 못하고, 회피하거나 좌절하고 포기하면서 화병으로 발현되는 경우가 많죠.

이 화병의 신체 증상으로는 가슴이 답답하거나 열감, 치밀어 오르는 느낌, 목과 명치에 덩어리가 뭉쳐 뱉어지지 않는 느낌이 나타날 수 있어요. 심리적으로 억울하고 분한 감정, 마음속 응어리나 한恨과도 연관됩니다.

일상생활을 하다 보면 화가 나서 가슴을 퍽퍽 치며 '화병 걸릴 것 같다'고 많이 말하지만, 막상 화병으로 치료를 받는 경우는 생각보다 많지 않아요. 건강보험심사평가원의 조사에 따르면 화병으로 치료한 요양급여비용총액이 2010년도 한 해 동안 100만 원가량 들었고, 10년 뒤인 2020년에는 250만 원 정도에 불과하거든요. 10년 사이 2.5배로 늘어나긴 했지만, 같은 해인 2020년에 본태성 고혈압에 대한 요양급여비용총액은 9천억 원을 훌쩍 넘는다는 것과 비교하면 아주 적은 금액이죠. 이는 실제로 화병으로 고생하는 분들이 얼마 없어서라기보다는 '내 의지가 부족해서 그렇다', '나만 잘하면 되는데', '내 문제니까 스스로 해결해야 한다'는 등의 생각으로 치료를 받지 않기 때문일 수 있습니다.

삐뽀삐뽀!

화병이 심각할 때엔 가까운 한의원이나 전문 병·의원에서 치료받기를 진지하게 고민해야 해요. 갑자기 폭발하는 분노나 억울한 마음, 어딘지 모르게 해소되지 않는 마음 상태, 가슴이 답답하고 무엇인가 치밀어 오르는 것 같은 느낌, 상열감 등이 6개월 이상 지속되는 경우, 더는 참지 말고 의료기관의 도움을 받는 것이 좋습니다.

하지만 그전에 예방하는 것이 더 중요하겠지요? 화병은 일차적으로 외부 스트레스에 의한 심리적 외상, 억울과 분노 등이 누적되면서 생기기 때문에 그 스트레스 요인을 줄이는 것이 가장 필요합니다. 가능하면 받은 스트레스는 그 날 풀고, 몸과 마음이 긴장된 상태로 잠들지 않도록 하는 것이 좋아요. 화가 폭발할 것 같은 때에는 심호흡을 세 번 하면서 전신을 이완시키며 마음을 진정시켜보세요. 화가 나는 순간 욱! 바로 표출한다면 오히려 상대와 나에게 모두 상처 주는 이야기를 내뱉기 쉽기 때문이죠.

메모하며 분노 정리하기

분노가 계속된다면, 종이와 펜을 준비해서 현재 상황에 대해 적으며 생각을 정리하는 방법도 권해드립니다.

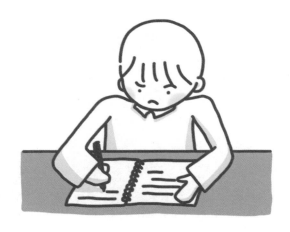

1 현 상황에 대한 객관적인 사실을 작성해 보세요! 어떤 사실이

객관적인지, 아니면 주관적인지 헷갈린다면 이때에는 '이게 재
판이라면, 법정에서 증거로 활용할 수 있는 내용일까?'라고 생
각해보면 조금은 쉬워질 거예요.

2 이 문제가 정말 나에게 중요한 건지 생각해보세요! 정말 중요
하다면, 이 상황에 대해 느끼는 나의 감정이 적절한지 점검해
보세요. 이 상황이 긍정적으로 바뀔 수 있고, 다른 사람과 나
자신의 욕구 모두를 고려할 때 행동할 가치가 있는 것인지까지
고민해보세요.

3 이 모든 조건에 해당한다면 정당하게 화를 내는 거예요! 지금까
지 고민하면서 생각을 정리했기 때문에 나중에 후회할 만한 표
현은 삼가게 되고, 나의 화는 쌓아두지 않고 표현할 수 있어요.

4 화를 내는 것이 적당하지 않은 상황이라면, 다른 행동을 통해
기분을 전환해줍니다.

명상

그렇다면 어떻게 해야 스트레스를 쌓아두지 않고 풀 수 있을까
요. 가장 쉬운 방법으로 명상을 꼽을 수 있습니다. 눈을 감고 바르게
누운 상태에서 생각을 비우는 거죠. 마음을 깨끗하게 하는 게 어렵
다면 '옴'과 같은 단어를 작고 길게 말하면서 그 소리에 집중하거나,
자신의 호흡에 집중하는 것도 좋습니다.

진피

명상을 해보아도 마음이 풀리
지 않는다면, 차를 마셔보는 것
도 좋아요. 손발이 차면서 마
음이 우울하고 무거울 때, 진
피차를 추천합니다. 진피,
그러니까 귤껍질은 따뜻한 성
질로, 향은 자율신경을 조절해 스트레

진피차

스를 해소하고 신경을 안정시켜주는 효과가 있
어 스트레스 해소에 좋습니다. 진피 4g 정도를 200㎖의 뜨거운 물
에 30분 정도 우려서 드세요. 마시는 차뿐만 아니라 욕조 목욕을 할
때 진피를 사용해도 좋아요. 귤을 껍질째로 듬성듬성하게 썰어서 목
욕하기 2시간 정도 전에 물에 띄워놓았다가 귤이 더운물에 불어서
퍼지면 빼고 탕 목욕을 해도 좋고요, 잘 말린 진피를 썰어서 한 움큼
헝겊 주머니에 넣어 욕조에 넣은 상태로 목욕해도 좋아요.

지압

또, 신문혈 지압도 도움이 될 수 있습니다. 손목 안쪽, 가로로 긴
주름의 새끼손가락 쪽 끝부분을 만져보면 굵게 잡히는 인대 2개를
찾을 수 있습니다. 이 가운데 움푹 파인 곳이 신문혈이에요. 신문혈
은 심장과 연결된 혈자리로 화병뿐만 아니라 히스테리·불면·불안
등 각종 신경 증상에 사용할 수 있는 자리에요. 신문혈은 손목에서

쉽게 잡을 수 있는 위치이기 때문에 시간
과 장소 관계없이 편하게 지압할 수
있으니 자주자주 눌러주세요.

신문혈

화병은 환경적인 조건이 굉장히 중
요하고, 그만큼 주변에서 도와주지 않는다면
완치가 어려운 병이에요. 치료 기간이 아주 길
기도 하고요. 그럼에도 불구하고 포기하지 않
고, 계속 노력한다면 고칠 수 있는 병이 화병입니다. 너무 참다가 조
절되지 않는 분노를 과도하게 표출하지 않도록 명상을 하고, 차를
마시고 지압하면서 주위 사람들과 함께한다면 예방하고 좋아질 수
있으니 포기하지 마세요.

3줄 요약

1. 분노가 풀리지 않고 오래 쌓이면 화병이 생긴다. 주변 환경
   이 아주 중요!
2. 화가 계속된다면 종이와 펜을 준비해 지금의 상황과 내 마
   음에 대해 정리해보자.
3. 진피 활용, 신문혈 지압을 이용해 마음을 다스리자!

18

하얗게 불태웠어요
#노권상 #번아웃증후군

"하얗게 불태웠어…."

한 번쯤 보신 적이 있을 법한 이 대사는 유명한 일본 권투만화의 주인공이 라이벌과 명승부를 펼친 후 나온 말입니다. 경기에서 모든 걸 쏟아부은 후 목표를 잃고 하루하루를 공허하게 보내던 주인공이 나지막이 내뱉은 말이죠.

이 대사는 그만큼 권투에 대한 주인공의 애정과 신념 그리고 자신의 마지막까지 짜내서 모든 걸 불태운 뒤 후회 없는 삶을 살고 싶다는 다짐 등이 고스란히 드러난 명대사로 꼽힙니다. 또 '번아웃증후군'을 겪고 있는 이 세상 모든 직장인, 학생 그리고 열심히 살아가고 있는 우리가 모두 나직이 읊조려 보았을 대사이기도 하네요.

번아웃증후군. 어떤 직무에 열중하다가 극심한 육체적·정신적 피로를 느끼고 직무에서 오는 열정과 성취감을 잃어버리는 증상의 통칭입니다. 다 타고 남은^{Burnout} 재와 같은 상태, 정신적 탈진이죠. 직장인이 흔히 느낄 수 있는 업무능력 및 열정의 약화를 설명하는 신조어 형태로 사용되고 있습니다.

열심히 일했지만, 성취감은 느껴지지 않고, 몸은 힘들고 무겁기만 하고, 마음은 더 무거운, 이 상태에서 벗어나기 위해 새로운 일을 시작할 여력도 없이 바닥이 보이지 않는 늪에 빠져 아래로 가라앉지도 위로 나올 수도 없을 것만 같죠.

2019년 세계보건기구는 제11차 국제질병 표준분류기준에 번아웃증후군을 직업과 관련된 문제 현상으로 분류했습니다$^{Problems\ associated\ with\ employment\ or\ unemployment}$. 즉 아직 질병으로 정의된 것은 아니지만 각별한 주의가 필요하다는 겁니다. 이처럼 번아웃증후군은 질병의 범주에 해당하지도 않고, 명확한 정의가 정립되지 않은 상태인 데다가 진단 기준도 없습니다. 번아웃증후군의 증상 역시 정형화되어 있지 않습니다. 다만 WHO는 다음과 같이 번아웃의 세 가지 조건적 증상을 제시했습니다.

1. 에너지의 고갈과 피로감
2. 직장이나 업무와 관련한 부정적인 생각의 증가, 냉소주의
3. 업무 효율의 감소

번아웃증후군은 우선 현재 자신이 번아웃 상태임을 스스로 인식하고, 받아들이는 것이 무엇보다 중요합니다. 쉼이 필요한 상태임을 인식한 이후에야 일과 휴식의 분리, 스스로 돌보는 시간과 노력의 필요성에 대해 진지하게 고민해볼 수가 있습니다. 만성 피로·무기력감·우울감·불면·소화불량·집중력 저하 등등 스트레스로 인해 나타날 수 있는 거의 모든 다양한 갈래의 증상들이 나타납니다.

삐뽀삐뽀삐뽀!

번아웃증후군의 증상들이 기질적인 문제 없이 심인성으로 나타나는 경우가 대부분이지만 기질적인 문제가 있어 몸이 보내는 신호일 가능성도 있습니다. 이를테면 갑상선기능저하증과 갑상선기능항진증이 그렇습니다. 이유 없이 부쩍 몸이 피곤하고 축 처지고, 급격하게 체중이 늘거나 빠진 경우, 혹은 추위나 더위를 참기가 유독 힘들어진 경우 혈액검사를 통해 갑상선의 문제가 아닌지 꼭 체크하세요. 바쁘디바쁜 현대사회를 살아가는 속에서도 주기적인 건강검진은 필수입니다. 건강검진 받은 지 얼마나 되었는지 지금 꼭 되짚어 보시길 바랍니다.

한의학에는 '노권상勞倦傷'이라는 개념이 있습니다. 노권상은 노력상勞力傷, 노심상勞心傷, 그리고 방노상房勞傷으로 나뉩니다. 노력상은 과로에 의한 에너지를, 노심상은 말 그대로 마음을, 방로상은 성생활로 인해 정기를 지나치게 써서 생긴다고 봅니다. 번아웃증후군은 그중에서도 노력상에 해당하겠지요. 노력해서 받는 상償이 아닌 상처, 상傷이라니…. 참 씁쓸합니다.

번아웃으로 인한 다양한 증상 중 대표적인 것이 '피로감'인데요. 여러 증상을 통칭합니다. 몸이 무겁고, 눈도 깔깔하고, 자도 자도 피곤이 풀리지 않고, 머리도 맑지 못한 상태에서 일하다 보니 더 피로가 쌓입니다. 다양한 혈자리 지압이 도움될 수 있겠지만, 우선 소개해드리고 싶은 혈자리는 '태양혈'입니다.

태양혈

태양혈은 눈썹의 끝과 눈꼬리 끝을 이은 중앙에서 눈꼬리 방향으로 살짝 뒤쪽, 오목한 곳에 위치해 있습니다. 머리 쪽의 혈액순환을 촉진함으로써 피로를 해소하고 두통을 줄여줍니다. 집중력 저하, 눈의 피로감 등에도 효과가 있죠. 공부하거나 근무하는 중 바쁘시더라도 1시간에 20~30초 정도만 나 자신을 위해 할애해주세요. 아픈 듯 시원함이 느껴질 적당한 압력으로 슬며시 지압해보시는 것만으로 충분합니다.

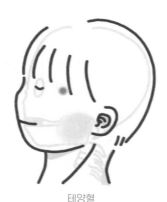

태양혈

태반(자하거)

한의학적으로 소개해드리고 싶은 것은 태반, 자하거입니다. 자하거는 면역물질을 비롯하여 각종 영양소가 풍부하고 원기회복과 면역력을 증진시킬 수 있습니다. 태반 추출물을 정제하여 약침으로 만들어 약과 침의 효과를 동시에 꾀하는 것을 '자하거약침'이라고 하는데요. 여러 연구를 통해 자하거약침은 피로회복뿐 아니라 부인과 질환, 특히 갱년기 질환에 효과가 입증되었습니다. 수험생의 피로 해소에 미치는 효과를 다룬 논문도 있고요, 앞에서 말씀드린 화병 개선에도 응용할 수 있습니다.

쌍화탕

또 빼먹을 수 없는 것이 쌍화탕입니다. 쌍화탕을 피로해소제 혹은 감기약으로만 알고 계신 분들이 많을 텐데요, 쌍화탕은 대표적인 보약입니다. 생각이 많아 정신의 균형이 깨진 사람, 화가 많아 간이 상한 사람, 피로가 쌓여 체력이 소진된 사

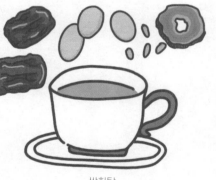

쌍화탕

람…. 이 모든 상황에 활용할 수 있습니다. 편의점에서도 편하게 구할 수 있을뿐더러 대부분의 한의원에서도 쉽게 구할 수 있게 쌍화탕이 상비되어 있습니다.

출근길의 아메리카노 한 잔, 퇴근길의 맥주 한 캔으로 육체적·정신적 노동의 고단함을 덜 수도 있겠지만, 유독 힘들다고 느껴지는 날, 나를 위한 쌍화탕 한 잔은 어떨까요. 며칠 마시다 보면 스르르 피로가 풀리는 것뿐 아니라 어쩌면 고생한 나와, 나의 하루에 대한 보람도 더 느끼실 수 있을지도 모르겠습니다.

3줄 요약

1. 열심히 일하느라 지친 당신, 단순 피로와 번아웃 사이의 구분이 필요하다.
2. 구분한 다음에는 번아웃의 상태를 인지하고, 인정하는 것에서부터 치료 시작!
3. 나를 챙기는 시간은 필수! 지압과 쌍화탕 한 잔으로 노곤함을 풀어보자.

19

긴장하면 손발이 울어요
#다한증

한 프로그램에 유명 아이돌 그룹 멤버가 나와 다한증으로 고생하고 있다고 털어놓았습니다. 다한증 때문에 하이파이브도 손등으로 한다며, 어렸을 때는 피아노 학원에 가면 건반 위에 쌓인 먼지와 땀이 합쳐져 구정물이 생겼다는 고충을 토로했죠. 결국, 그녀는 수술을 통해 다한증을 해결했다고 합니다. 옆구리에 구멍을 뚫어 폐를 압축시킨 후 신경을 절단하는 수술과정을 겪었다고 해요.

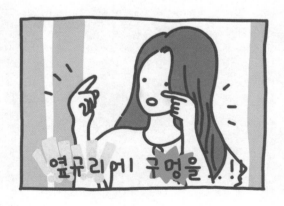

일반적으로 땀은 인체에서 체온 조절을 위한 수단입니다. 다한증은 땀이 생리현상의 적정 수준 이상으로 과도하게 분비되는 증상을 말합니다. 다한증을 일으키는 원인 유무에 따라서 일차성과 이차성 다한증으로 분류할 수 있고 또 발생 부위에 따라 국한성과 전신성으로 나뉩니다. 일차성 다한증은 주로 국한성이며 부위로는 겨드랑이(79%), 손, 발 그리고 얼굴 순으로 많이 나타납니다.

정확한 원인은 아직 밝혀지지 않았으나, 긴장이나 불안 등의 심리적인 요인에 의한 경우가 대부분입니다. 그래서 다한증이 심한 환자분들은 정말 답답해 미칠 노릇입니다.

삐뽀삐뽀!

이차성 다한증을 유발할 수 있는 원인 질환에는 감염, 내분비 이상, 신경학적 이상, 악성 종양, 약물 등이 있습니다. 그뿐만 아니라 최근 연구에 의하면 과도하게 땀이 나는 다한증 환자는 심뇌혈관질환 위험 또한 크다는 결과가 있습니다. 다한증이 있으면 그렇지 않은 경우에 비해 뇌졸중, 허혈성심장질환, 기타 심장질환이 발생할 위험이 1.1~1.2배가량 높다고 하니 기질적인 문제가 동반되지는 않는지도 확인해보실 필요가 있습니다.

다한증 환자들은 일상생활 중의 빈번한 다한증으로 삶의 질 저하를 나타내며 직업적, 사회적으로도 많은 불편감을 호소하게 됩니다. 요새 외출 후 손 씻기는 필수가 되었죠. 보통은 손을 씻고 수건으로 물기를 닦으시지요? 다소 뜬금없어 보이지만 이야기를 꺼낸 것은 손에서 물이 마르지 않는 것이 다한증 증상이라고 이해하면 쉽기 때문입니다. 손을 씻었지만, 수건이 없어 물기를 닦지 못해 손에서 물이 뚝뚝 떨어지는 것, 다한증이 심한 사람이 겪는 일상입니다. 한의대 재학 중 동기 한 명도 다한증 때문에 시험지가 너무 젖어 사전에 교수님께 양해를 구하고 시험을 볼 때마다 시험지 위에 신용카드를 대고 그 위에 손을 놓은 채 시험을 보곤 했죠.

사회생활을 하는 데 많은 지장이 있어 일상생활이 힘든 것을 넘어서, 큰 콤플렉스가 되어 우울증까지 동반되기도 합니다. 이에 따른 스트레스는 또 다른 이차적 다한증의 유발 요인으로 작용할 수 있습니다. 이러한 악순환을 해결할 수 있는 시의적절한 치료법이 필요해요.

다한증에 탈취제 또는 국소도포액, 약물치료와 정신적인 치료 등 많은 다른 치료방법이 이용되었으나, 이들 방법은 효과가 일시적이거나 도움이 되지 않는 것으로 보고되었습니다. 이 외 땀샘의 절제, 흡입·소파술, 국소주사법이 이용되기도 합니다. 그러나 재발률이 높고 단기적 효과를 보여 신중한 고려 후 시술을 권합니다. 근래에는 서두에서 이야기한 흉부 교감신경절단수술이 새로운 치료방법의 대안으로 광범위하게 시술되는 추세입니다. 다만, 수술 후에 '보상성 다한증', 즉 수술 후 다른 곳에서 땀이 뿜어져 나오는 경우가 있습니다. 그 때문에 앞서 말한 아이돌 멤버 역시도 다른 곳에서 땀이 나지 않는지에 대한 질문을 받았죠. 해당 아이돌 멤버는 다행히 재발하지 않았다고 하지만 연구에 따르면 중증 및 심한 보상성다한증이 교감신경차단 부위에 따라 최소 6.7%에서 46.7%까지 나타났다고 합니다.

동의보감에서는 땀을 "심장의 액체"라고 표현했습니다. 심장의 기능 문제로 인해 결핍되거나 과잉되는 부분이 생겨 그 결과 혈액순환이 제대로 되지 못하고 땀이 과도하게 발생할 수 있습니다. 그래서 심장으로부터 먼 손발과 같은 말초 부분으로 다한 증상이 흔하게 나타납니다.

기질적인 원인을 제외한 대부분의 경우 스트레스를 오랫동안 받거나, 갑자기 충격을 받는 경우에는 〈상열감〉 부분에서 말씀드린 자율신경실조증과 함께 심장에 무리가 생기고, 그 결과 혈류순환에 문제가 생겨 다한증이 발생하게 됩니다. 문자 그대로 '손에 늘 땀을 쥐는' 상황을 매일 맞는 것이 가장 큰 원인일 수 있습니다.

지금부터는 다한증을 완화할 방법을 소개해드릴게요.

족욕

교감신경계는 긴장되고, 흥분되는 상황에서 활성화됩니다. 외부의 공격으로부터 대응할 수 있는 체계를 갖추기 위한 준비를 하죠. 이 과정에서 나타나는 증상 중 하나가 땀 분비 증가입니다. 족욕, 즉 발을 따뜻한 물속에 담그는 방식은 전신욕과 달리 심혈관계 자율 신경에 대한 영향은 없으면서 정신적 혹은 감정적인 자극으로 인해 활

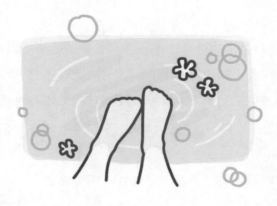

성화되는 교감신경계의 기능을 저하시킵니다. 게다가 긴장완화, 혈액순환 개선, 근이완 및 피로 회복 등 부교감신경이 항진되었을 때 나타나는 증상과 유사한 효과가 있습니다. 그래서 다한증뿐 아니라 통증이 있는 환자에게도 심혈관계 부작용 없이 시행할 수 있는 온열 치료의 하나로 권해드립니다.

두 발이 넉넉히 들어갈 수 있는 크기의 대야에 복숭아뼈가 잠길 정도의 높이까지 온수를 받고 15분에서 30분가량 온기를 느끼며 감각을 발에 집중해보세요. 30분 이상 하실 경우 원래의 따뜻한 온도가 유지되지 못해 오히려 피로감을 더 유발할 수 있습니다. 아로마 오일을 몇 방울 떨어뜨려도 도움이 되고요, 추운 날에는 특히 더 도움 될 거에요!

수욕

족욕과 비슷한 맥락에서 수욕의 도움을 받을 수 있습니다. 세면대나 대야에 손목까지 차오를 정도의 높이로 온수를 받고 10분가량 양손을 담가주세요. 족욕보다 더 간편하니 꼭 시도해보세요!

부류혈

발에 땀이 많으신 분들은 부류혈을 지압해주세요. 부류혈은 발목의 안쪽 복숭아뼈에서 2촌 올라간 곳에 위치합니다. 부류혈을 한자 그대로 해석하자면 '다시 흐르다'라는 의미가 있습니다. 부류혈은 수습水濕을 관장하는 혈자리인데요, 이때 이 수습은 부종, 소변 불편감, 활동 시 나오는 땀인 자한, 취침 중 나오는 땀인 도한盜汗 등을 일컫는 포괄적인 개념입니다. 물을 다시 잘 흐르게 하여 정체된 것을 해소하고 순환을 원활하게 하는 혈자리인 만큼 엄지손가락으로 10~15초가량 꾹꾹 눌러 지압해주세요. 족욕 중에 부류혈을 지압하시면 더 좋고요!

부류혈

음극혈

동의보감에 의하면 잠을 자던 중 땀이 갑자기 나다가 그치지 않을 때 음극혈을 자극한다고 하였습니다. 넷째, 다섯째손가락 사이에

서 쪽 내려와 손바닥, 손목 주름
에서 1cm가량 아래에 위치한
혈자리입니다. 수욕하면서 양
손목의 음극혈 지압을 겸해주
세요.

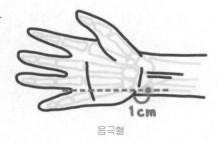

음극혈

메밀차(실증)

메밀은 차고 서늘한 성질로 열을 내리고 염증을 가라앉히는 효능
과 함께 소화를 도와줍니다. 카페인으로부터도 자유롭고요. 마트나
편의점에서도 손쉽게 구매 가능한 차인 만큼 열이 많은 체질의 경우
따뜻하게 호로록 드셔 보세요. 특히 식사할 때마다 땀을 뻘뻘 흘리
는 분들에게 추천해드립니다.

오미자차(허증)

여름의 보약, '생맥산'에 들
어가는 주요 약재인 오미자입
니다. 영화 '기생충'에도 소개된
적이 있었죠. 여름철에 땀을 많
이 흘리게 되면서 손실된 진액과
에너지를 오미자가 보충해줄 수

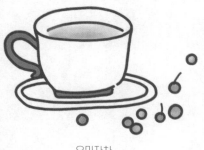

오미자차

있습니다. 다섯 가지 맛(신맛·쓴맛·단맛·매운맛·짠맛)이 나는 열매라
는 뜻입니다. 오미자五味子의 맛 중에 신맛이 산발되는 것을 수렴시키

는 효과가 있습니다. 이 효과로 과하게 흐르는 땀을 잡아주고, 줄여줄 수 있습니다. 오미자는 뜨거운 물에 달일 경우 쓴맛이 강해집니다. 상온의 물 200㎖에 4~6g의 오미자를 넣고 반나절 뒤에 마시면 새콤달콤한 매력을 느끼실 수 있을 거예요.

3줄 요약

1. 다한증, 일상생활에 지장이 커서 생각 이상으로 힘들다.
2. 항진된 교감신경을 안정시키는 족욕, 수욕으로 몸을 이완시켜보자.
3. 부류혈, 음극혈 자극! 메밀차, 오미자차 원샷!

20

이유 없이 몸이 부어요
#부종

라면 좋아하시나요? 꼬들꼬들
하게 끓인 라면에 파 송송, 달
걀 톡 넣고, 그 위에 치즈 한
장까지! 마무리로 찬밥까지
말아먹으면 진수성찬이 부럽지
않습니다. 그런데 왜 꼭 늦은 밤,
라면이 더 먹고 싶을까요? 참고 참다

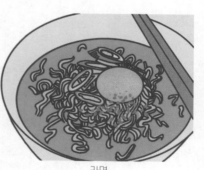

라면

가 유혹에 넘어가서 라면을 먹고 얼마 못 가 잠들어버리면 다음 날
아침, 거울에서 붕어를 만날 수 있어요. 눈도 제대로 뜨기 어렵고 손
가락, 발가락도 퉁퉁 부어서 어딘가 뻣뻣하죠. 눈 주변을 마사지하
면 조금 나아지지만 그럼에도 여전히 붕어 눈이에요.

부종은 모세혈관 내 체액이 혈관 밖으로 빠져나와 간질 조직에
고여있는 상태입니다. 우리 몸의 수분이 세포도, 혈관 속도 아닌 간

질로 많이 빠져나온 상태인데요. 이렇게 어려운 해부학 용어로 표현하지 않아도 '부었다'는 걸 모르는 분은 없으실 거예요. 많은 분들이 피부가 푸석푸석하고, 손발이 뻣뻣하고, 저녁이 되면 양말 자국이 심하게 나거나 손가락도 부어서 반지가 꽉 끼는 경험을 해보셨을 테니까요.

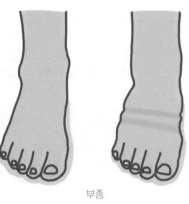

부종

부종 자체의 진단은 어렵지 않습니다. 종아리 앞쪽 근육을 눌렀다 떼었는데 금방 회복되지 않는 경우에 방사선 검사 등을 통해 확진할 수 있습니다. 정밀 검사 전에 환자 본인이 증상을 인지하고 병원에 오시는 경우가 가장 많고요. 가장 중요한 것은 부종의 원인을 파악하고, 이에 따른 적절한 치료를 하는 것입니다.

 삐비뽀삐비뽀!

만약 부종이 있는데 숨이 차거나, 복수가 찬다면 장기에 문제가 생겼을 수 있으니 꼭 혈액검사 등을 통해 확인해주어야 합니다! 신부전, 신증후군, 사구체신염 등 신장 기능이 떨어지거나, 심부전과 같이 심장에 이상이 있거나, 간경화처럼 간이 나빠서 생길 수 있어요.

만약 갑자기 한쪽 다리만 붓는다면 심부정맥혈전증일 수 있으니 검사를 받아야 하고요.

가임기 여성의 경우, 월경 전 부종이 심해진다면 여성호르몬에 의한 수분 및 염분 저류로 나타나는 부종일 수도 있습니다.

이 외에도 영양결핍이나 알레르기 증상으로 부종이 나타나기도 합니다.

하지만 부종의 가장 흔한 원인은 특발성 부종입니다. 부종이 있으면 많은 사람들이 가장 먼저 신장의 이상을 걱정하지만, 이 경우는 생각보다 드물어요. 부종이 있어서 일차의료기관을 내원하는 경우 중 실제로는 부종이 없는데 부종을 호소한 경우가 60%이고, 나머지 중 약 27%가 특발성 부종이라는 조사도 있습니다. 특발성 부종은 주로 20~40대의 젊은 여성에서 나타나는 현상으로 신장이나 심장, 간 등에 질환이 없으면서 부종이 생깁니다. 대개 아침보다 밤에 체중이 0.7㎏ 이상 더 나가는 경우가 많죠. 원인이 불분명하다 보니 명확한 치료방법을 찾기 어렵고, 환자에게 컨디션 관리와 생활습관 관리를 강조합니다. "스트레스 받지 마시고요"라는 단골 멘트가 나오게 되죠.

한의학에서 부종은 비·폐·신의 기능이 원활하지 않아 혈액순환이 원활하지 않고 '칠기' 등으로 인해 기가 신체 내에 뭉쳐 제대로 운행하지 않을 때 생긴다고 봅니다. 여기서 '칠기'라는 단어가 아주 낯설죠? '칠기'는 쉽게 말해 스트레스라고 볼 수 있어요. 기쁨·분노·

근심과 걱정·생각·슬픔·놀람·두려움과 같은 감정이 쌓이고 쌓이다
가 해소되지 않아서 우리 몸을 해칠 때 이 감정들을 모두 모아 칠기
라고 하거든요. 칠기가 서로 뭉치고 엉켜 몸 안에서 정상적인 기의
순환이 되지 않으면 배는 빵빵해지고, 대소변도 잘 보기 어려워지면
서 부종이 생기기 쉽습니다. 이 부분이 바로 우리가 알아보려는 스
트레스로 인한 부종이라고 볼 수 있어요.

원인이 스트레스라는 말을 들으면 "대체 스트레스 관리는 어떻
게 하라고? 일하지 말고 공부하지 말라는 건가? 그런다고 스트레스
가 사라지나?"라고 말하고 싶은 분들 분명 있을 거예요. 병원에 가
면 어떻게 할지 알려주지는 않으면서 스트레스를 관리해야 한다고
만 하니 '그걸 몰라서 병원에 왔나?' 하실 수도 있어요. 그래서 일과
공부를 중단하는 대신 쉽게 접할 수 있는 음식과 지압법을 소개하려
고 합니다.

팥

먼저 말씀드릴 음식은 바로 팥
이에요. 팥죽·시루떡·약
밥·찹쌀떡·붕어빵·팥 양
갱…. 평상시에 많이 접
할 수 있는 음식이죠. 팥
은 기운을 아래로 끌어내려
서 몸속에 뭉쳐 나오지 않는

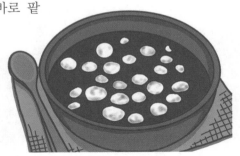

팥죽

물을 소통시켜줍니다. 불필요한 수분을 소변으로 배설시켜 부종을 호전시켜요. 게다가 팥에는 비타민 B군이 풍부하게 들어 있어요. 비타민 B는 항스트레스 호르몬이라고 불릴 정도로 스트레스를 덜어주고 만성피로를 해소하는 데 도움이 됩니다. 스트레스가 심하면서 부종이 있는 분이라면 다양한 팥 음식을 먹어보는 걸 추천합니다.

수구혈

두 번째로 말씀드릴 혈자리는 수구혈입니다. 동의보감에서는 부종이 있을 때 수구혈에 침을 놓아야 한다고 쓰여 있어요. 수구혈은 낯설어도 수구혈의 다른 이름인 '인중혈'은 익숙하신 분들이 있으실 겁니다. 코와 윗입술 사이, 그 정중앙에 위치한 혈자리죠. 손가락을 이용해서 수구혈을 5~10초 정도 눌러주거나 원을 그리며 마사지를

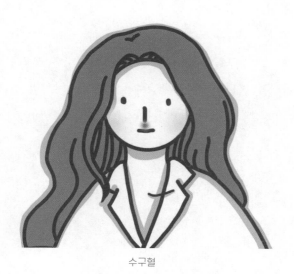

수구혈

해주세요. 수구혈은 특히 얼굴이 부었을 때 활용할 수 있습니다. 늦은 밤 라면 먹고 잠든 다음 날 아침, 천천히 이 혈자리를 눌러주면 얼굴 부기가 빠지면서 사라졌던 턱선이 조금은 나타날 수 있어요.

부종 때문에 항상 다리가 무거우시다면 평소에 가만히 앉아 있거나, 서 있는 시간이 너무 길지 않은지 확인해보세요. 다리를 움직이지 않고 계속 가만히 있으면 혈액순환이 되지 않아 부기가 더 심해질 수 있거든요. 꼭 제자리를 지키고 있어야만 한다면 제자리걸음을 하거나 가만히 있는 상태에서 까치발을 들었다 내렸다 하는 동작을 반복해주세요. 까치발만 해도 훨씬 다리가 편해질 수 있습니다. 일과가 끝나고 잠들 때 베개 위에 다리를 올려 심장 위치보다 다리가 더 위에 있을 수 있도록 하면 다음 날 아침 다리 부기가 조금 더 나아질 수 있어요.

팥을 먹고, 수구혈을 눌러주면서 다리를 자주 움직인다고 해도 식습관 관리는 반드시 같이 해주셔야 합니다. 저처럼 늦은 밤에 야식으로 라면을 먹고 자면 당연히 부기는 더 심해질 테니까요!

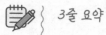

3줄 요약

1. 부종의 가장 흔한 원인은 특발성 부종 – 특별한 이유 없이 생기는 부종 – 이다.

2. 팥으로 된 음식과 수구혈 지압을 통해 부종을 빼보자.

3. 평소 오래 앉아있는 직업이라면 제자리걸음이나 까치발을 들었다 내렸다 하는 동작을 하면서 다리를 풀어주자!

신체화·심신증에는 두 종류 이상의 증상들이
섞여서 나타나기도 합니다.
마음에서 시작한 병이 몸에 악영향을 주고,
힘들어진 몸 때문에 다시 스트레스가 생겨
마음을 힘들게 합니다.
이 악순환, 그 고리를 끊어야 합니다.
고리를 끊을 수 있는 가위를 드립니다.

더는 두려워하지 마세요.
병의 이름을 몰라도 치료할 수 있습니다.
병의 이름이 무시무시해도 치료할 수 있습니다.

생활습관을 바꾸고
한의약의 도움을 살짝 받으면
시간이 좀 걸릴 뿐, 좋아질 수 있습니다.

참고문헌

1. 바닥이 뱅글뱅글 돌아요 #어지럼증

1   Han GC, Lee EJ, Lee JH, et al. 2004. The Study of Standardization for a Korean Adaptation of Self-report Measures of Dizziness. Journal of Korean Balance Society. 3(2):307-25p.

2   Joseph M. Furman, Rolf G. Jacob. 1997. Psychiatric dizziness. Neurology. 48(5):1161-6p.

3   Jung HJ, Ko WS, Yoon HJ. 2017. Korean Medicinal Review of the Latest Research Trend on Pathology of Meniere's Disease. Journal of Korean Medicine Ophthalmology and Otolaryngology and Dermatology. 30(3):103-18p.

4   Lee HJ, Choi S. 2009. Quality of Life and the Related Factors in Patients with Dizziness. Journal of Korean Academy of Nursing. 39(5):751-8p.

5   Lee SH. 2008. Psychogenic dizziness. Journal of Korean Balance Society. 7(1):113-9p.

6   Lee KK, Lee JY, Kim HW, et al. 1999. Psychiatric Symptoms Manifested in Patients with Psychogenic Dizziness. Journal of Korean Neuropsychiatric Association. 38:956-65p.

7   Lee KY, Hong CH. 2018. Recent Clinical Research Trends on Acupuncture Treatment of Meniere's Disease. Journal of Korean Medicine Ophthalmology and Otolaryngology and Dermatology. 31(3):26-38p.

8   Rolf G. Jacob, Sheila R. Woody, Duncan B. Clark, et al. 1993. Discomfort with space and motion:a possible marker of vestibular dysfunction assessed by the situational characteristics questionnaire. Journal of Psychopathology and Behavioral Assessment. 15(4): 299-324p.

2. 뒷목이 당겨서 손이 가요 #항강

1   Bae JY, Kwon JY, Kong KH, et al. 2019. Systemic Review and Meta-analysis of the Effect of Acupuncture for Migraine Prophylaxis. Journal of Internal Korean Medicine. 40(4):637-648p.

2   Choi EJ, Kwon CY, Han KH, et al. 2015. Herbal Medicine for Tension-type Headache: Systematic Review and Meta Analysis of Randomized Controlled Trials. Journal of Oriental Neuropsychiatry. 26(4):383-406p.

3   Lee KW, Choi WJ, Son IB, et al. 2010. The relationships between stress, anger, anxiety, depression and neck pain. Journal of Oriental Neuropsychiatry. 21(4):175-85p.

4   Lee SY, Yun JM, Moon BS. 2018. Review of Clinical Research on Herbal Medicine Treatment of Migraine. Journal of Internal Korean Medicine. 39(4):550-69p.

5   Lee YH, Eom KM, Seo HS, et al. 2011. The Effects of Appling Acupressure to Acupuncture Points against Headache Reduction and the Vertebral Artery Blood Flow of Tension-type Headache Patients. Korean Journal of Acupuncture. 28(2):49-58p.

3. 후끈후끈! 열이 치솟아요 #상열감

1   Park KI, Kim JW, Park KS, et al. 2013. A Case Study on Short Term Hospitalization Program of Korean Medicine Treatment for Postmenopausal Hot Flush and Sweating. Journal of Korean Obstetrics and Gynecology. 26(3):114-24p.

4. 귀에서 매미가 울어요 #이명

1   Robert E. Rakel, David P. Rakel. 2013. 라켈 가정의학. 조경환 외 역. 356p. 엠디월드.

2   채성원. 2010. 이명을 호소하는 환자의 접근 및 치료. 11(3):235p. 임상노인의학회지.

3   C Morgenstern,E Biermann. 2002. The efficacy of Ginkgo special extract EGb 761 in patients with tinnitus. International Journal of Clinicla Pharmacology and Therapeutics. 40(5):188-97p.

4   Kim YM. 1996. A study for whiplash injury. Journal of Korean Physical

Therapy Science. 3(1):895-905p.

5   M F Heller, M Bergman. 1953. Tinnitus aurium in normally hearing persons. Annals of Otology, Rhinology&Laryngology. 62(1):73-83p.

6   Jeon SW, Kim KS, Nam HJ. 2012. Long-Term Effect of Acupuncture for Treatment of Tinnitus: A Randomized, Patient and Assessor Blind, Sham Acupuncture Controlled, Pilot Trial. Journal of Alternative and Complementary Medicine. 18(7):693-9p.

7   Mayo clinic. "Tinnitus". (https://www.mayoclinic.org/diseases-onditions/tinnitus/symptoms-causes/syc-20350156)

5. 켁켁, 목에 뭔가 있는 듯 거북해요 #매핵기

1   Lee HW, Chang YJ, Hong SU. 2013. A Case of Globus Hystericus caused by psychological, digestive disorder. Journal of Korean Medicine Ophthalmology and Otolaryngology and Dermatology. 26(2):88-97p.

2   Wencong Zhou, Qi Deng, Lin Jia, et al. 2020. Acute effect of Transcutaneous Electroacupuncture on Globus Pharyngeus:A Randomized, Single-Blind, Crossover Trial. Frontiers in Medicine. 7:179p

3   대한이비인후과학회. "인두신경증(인두 종괴감)". (https://www.korl.or.kr /info/sub03_04.php)

6. 물을 마셔도 마셔도 계속 갈증 나요 #번갈증

1   An SJ, Keum DH. 2021. Effect of Acupuncture at the Field of the Auricular Branch of the Vagus Nerve on Autonomic Nervous System Change. Journal of Korean Medicine Rehabilitation. 31(2):81-97p.

2   Kim ME. 2012. The effect of job stress in jobholders on xerostomia. Journal of Korean Society of Dental Hygiene. 12(1):1-15p.

3   Kim MR, Lee GE, Lee SE, et al. 2010. The Effect of Auricular Acupuncture at the Shinmun on the Electroencephalogram(EEG) in patients with dementia. Journal of Oriental Neuropsychiatry. 21(3):45-64p.

4   Park HJ, Sohn MS, Lee JH, et al. 2014. The mediation effects of psychological factors in the relationship between mouth dryness and oral health related quality of life. Journal of Korean Academy of Oral

Health. 28(1);31-40p.

5　Yoon SY, Min HS. 2011. The Effects of Cold Water Gargling on Thirst, Oral Cavity Condition, and Sore Throat in Orthopedics Surgery Patients. Korean Journal of Rehabilitation Nursing. 14(2):136-144p.

6　삼성서울병원 건강칼럼. "구강건조증". (https://m.terms.naver.com/entry. naver?docId=2109183&cid=63166&categoryId=51019)

7. 시도 때도 없이 가슴이 두근거려요 #심계정충

1　권승원, 박준영. 2017. KCD 한의임상을 위한 한방내과 진찰진단 치료 가이드. 201-9p. 가온해미디어.

2　리즈. 2017. 경혈경락 103 치료혈을 말하다. 권승원 김지혜 정재영 외 역. 36-43. 243-5p. 청홍.

3　허준. 2012. 新增補對譯東醫寶鑑. 동의문헌연구실 역. 278p. 법인문화사.

4　Jeong YT, Yim YK. 2007. 27 Case of Venesection with Negative Pressure Therapy(Buhang) Operated at CV17(Danjuong) on Sudden Palpitaion : Case report. 대전대학교 한의학연구소 논문집. 16(2):199-210p.

5　S.Fraser, M.F. Evans. 1997. Diagnosis and prognosis of patients with palpitations. Canadian Family Physician. 43:2131-2p.

6　Mayo Clinic. "Anxiety disorders". (https://www.mayoclinic.org/ diseases-conditions/anxiety/symptoms-causes/syc-20350961)

7　Mayo Clinic. "Heart palpitaions". (https://www.mayoclinic.org/diseases-conditions/heart-palpitations/symptoms-causes/syc-20373196)

8. 가슴이 너무 답답해요 #흉비

1　전국한의과대학 심계내과학교실. 2013. 한방 순환·신경내과학. 9304p. 군자출판사.

2　Kim JC, Kim YS, Pakr SH, et al. 2004. Effects of Naegwan-Acupuncture on the Change of Augmented Unipolar limb leads aVR, aVL and aVF in ECG. Journal of Physiology&Pathology in Korean Medicine. 18(2):522-7p.

9. 조금만 먹어도 배가 빵빵하게 부풀어 올라요 #소화불량

1　김용두, 서경순. 2007. 매실의 생리활성과 한의학적 효과. 6(1):31-8p. 한국

식품저장유통학회지.

2   Lee SH, Baik TH. 2019. A Comparative Study on the Effects of Pinellia ternata, Zingiber officinale and Sobanhatang on Reflux Esophagitis. Journal of Korean Medicine. 40(2):17-34p.

3   Park YC, Jo JH, Son CG, et al. 2007. Effect of Acupuncture Treatment for Functional Dyspepsia;A Randomized Controlled Trial. Journal of Korean Acupuncture&Moxibustion Society. 24(1):1-12p.

4   이해나. 2021.11.04. "점심 식사 후 피해야 할 행동 4가지". 헬스조선. (https://m.health.chosun.com/svc/news_view.html?contid=2021110401531)

5   이슬비. 2021.07.19. "만성 소화불량이라면 먹으면 안 되는 음식 VS 먹어야 하는 음식". 헬스조선. (https://m.health.chosun.com/svc/news_view.html?contid=2021071901834)

10. 도통 시원하게 변을 본 적이 없어요 #만성 변비

1   권승원, 박준영. 2017. KCD 한의임상을 위한 한방내과 진찰진단 치료 가이드. 92-103p. 가온해미디어.

2   정지천. 2019. 내 몸을 살리는 약재 동의보감. 161-3, 72-83p. 중앙생활사.

3   허준. 2012. 新增補對譯東醫寶鑑. 동의문헌연구실 역. 550-4. 561-6p. 법인문화사.

4   Hong JI. 2018. A Study on Food Cures for Constipations. Jounal of Korean Medical Classics. 31(1);29-43p.

5   Kim MY, Kang EH, Byun EK. 2014. Effects of Meridian Acupressure on Constipation in the Institutionalized Elderly. Korean Journal of Rehabilitation Nursing. 17(1):48-55p.

6   Shin JE. 2017. Understanding the Rome IV: Functional Constipation and Anorectal Disorder. Korean Journal of Medicine. 92(4):372-81p.

11. 돌아서면 다시 소변이 보고 싶어요 #과민성 방광 #임증

1   대한배뇨장애요실금학회. 2016. 과민성 방광 진료지침서 (3판). 50-3p. 에이플러스기획.

2   이사도르 로젠펠트. 2003. 증상학. 207-12p. 정담.

3   Bernard T. Haylen, Dirk de Ridder, Robert M. Freeman, et al. 2010.

An International Urogynecological Association(IUGA)/International Continence Society(ICS) joint report on the terminology for female pelvic floor dysfunction. Neurourology and Urodynamics. 29(1):4-20p.

4   Chen GD, Lin TL, Hu SW, et al. 2003. Prevalence and correlation of urinary incontinence and overactive bladder in Taiwanese women. Neurourology and Urodynamics. 22(2):109-17p.

5   Debra E. Irwin, Ian Milsom, Steinar Hunskaar, et al. 2006. Population-based survey of urinary incontinence, overactive bladder, and other lower urinary tract symptoms in five countries: results of the EPIC study. European Urology. 50(6):1306-15p.

6   Kim MY, Kim YH, Lee JZ, et al. 2013. Symptom bother, physical and mental stress, and health related quality of life in women with overactive bladder syndrome. Korean Journal of Women Health Nursing. 19(4):295-305p.

7   Lee YS, Lee KS, Jung JH, et al. 2011. Prevalence of overactive bladder, urinary incontinence, and lower urinary tract symptoms: results of Korean EPIC study. World Journal of Urology. 29(2):185-90p.

8   Park JH, Jeong SH. 2019. Review of the Studies on the Treatment of Cauda Equina Syndrome Using Korean Medicine. Journal of Korean Medicine Rehabilitation. 29(2):159-69p.

9   Seong Jin Jeong, Yukio Homma, Seung-June Oh. 2011. Korean Version of the Overactive Bladder Symptom Score Questionnaire: Translation and Linguistic Validation. International Neurourology Journal. 15(3):135-42p.

10 이해나. 2015. 05. 20. "소변 자꾸 마려운 '과민성 방광'… 참는 습관 들여야 낫는다". 헬스조선. (https://health. chosun. com/site/data/html_dir/2015/05/20/2015052000302. html)

12. 사랑이 식은 건 아닌데… #발기부전

1   이사도르 로젠펠트. 2003. 증상학. 298-307p. 정담.

2   Baek BK, Lim CW, Lee EY, et al. 2004. Effects of Raspberry Wine on Testosterone Level of Sprague-Dawley Rats. Journal of Physiology&Pathology in Korean Medicine. 18(4):1007-13p.

3   Choi HS, Kim CJ. 1996. Literatual Study on the Yang Wei. Medical

Hyehwa. 5(1):212-35p.

4   Heiman, J. R. 2002. Sexual dysfunction: Overview of prevalence, etiological factors, and treatments. Journal of Sex Research. 39(1):73-8p.

5   Jeon JH, Shin SH, Park DS, et al. 2008. Fermentation filtrates of Rubus coreanus relax the corpus cavernosum and increase sperm count and motility. Journal of medicinal food. 11(3):474-8p.

6   Kim HJ, Park TY. 2019. The Factors Affecting Erectile Dysfunction During Fertility Period: Focused on the Cases of Family Therapy. Family and Family Therapy. 27(4):775-91p.

7   Kim SC. 2009. Sexual Attitude and Perception on Erectile Dysfunction Treatment among Patients with Erectile Dysfunction and the Patients' Spouses. Korean Journal of Andrology. 27(1):1-9p.

8   Lee SI, Whang IS, Hur J, et al. 2005. Effect of Black Raspberry Wine to Testosterone in Sprague-Dawley Rats Administrated with Methoxychlor. Journal of Physiology&Pathology in Korean Medicine. 19(3):656-61p.

9   Park JH, Jeong SH. 2019. Review of the Studies on the Treatment of Cauda Equina Syndrome Using Korean Medicine. Journal of Korean Medicine Rehabilitation. 29(2):159-69p.

10 Song BK. 1996. Study on the treatment of erectile dysfunction in oriental medicine. KOMS. 17(2):73-87p.

13. 생리할 때만 되면 짜증 나고 아파요 #생리전증후군

1   대한한방부인과학회. 2012. 한방여성의학(하). 114-30p. 의성당.

2   Armour M, Ee CC, Hao J, et al. 2018. Acupuncture and acupressure for premenstrual syndrome (Review). Cochrane Database of Systematic Reviews. 8:18-9p.

3   Jang SH, Lee ES, Kim DI. 2012. Review on the Treatment Methods of Korean Oriental Medicine for PMS. Journal of Oriental Obstetrics Gynecology. 25(2):185-99p.

4   Kim JH, Kim CH, Kim HS et al. 2006. Effect of Aqueous Extracts from Rubus coreanus Miquel and Angelica gigas Nakai on Anti-tumor and Anti-stress activities in mice. Korean Journal of medicinal Crop Science. 14(4):206-11p.

5   Zeinab Samadi, Farzaneh Taghian, Mahboubeh Valiani. 2013. The effects of 8 weeks of regular aerobic exercise on the symptoms of premenstrual syndrome in non-athlete girls. Iranian Journal of Nursing and Midwifery Research. 18(1): 14-9p.

6   Mayo Clinic. 2022. "Exercise intensity: How to measure it". (https://www.mayoclinic.org/healthy-lifestyle/fitness/in-depth/exercise-intensity/art-20046887)

14. 밑이 쓰라리고 아파요 #질염

1   김제명, 이승환, 이슬기 외. 2021. 치료보다 쉬운 예방. 42-5p. 맑은샘.

15. 가만히 있는데 근육이 덜덜덜 떨려요 #근육 떨림 #육순근척

1   이사도르 로젠펠트. 2003. 증상학. 정담. 197-200p.

2   Frusso R, Zárate M, Augustovski F, Rubinstein A. 1999. Magnesium for the treatment of nocturnal leg cramps: a crossover randomized trial. Journal of Family Practice. 48(11):868-71p.

3   Garrison SR, Allan GM, Sekhon RK, et al. 2012. Magnesium for skeletal muscle cramps., Cochrane Database of Systematic Reviews. (9):CD009402.

4   Garrison SR, Birmingham CL, Koehler BE, et al. 2011. The effect of magnesium infusion on rest cramps: randomized controlled trial. Journals of Gerontology Series A: Biological Sciences and Medical Sciences. 66(6):661-6p.

5   Molema MM, Dekker MC, Voermans NC, et al. 2007. Caffeine and muscle cramps: a stimulating connection. American Jounal of Medicine. 120(8):1-2p.

6   Roffe C, Sills S, Crome P, Jones P. 2002. Randomised, cross-over, placebo controlled trial of magnesium citrate in the treatment of chronic persistent leg cramps. Medical Science Monitor. 8(5):CR326-30.

7   Sebo P, Cerutti B, Haller DM. 2014. Effect of magnesium therapy on nocturnal leg cramps: a systematic review of randomized controlled trials with meta-analysis using simulations. Family Practice. 31(1):7-19p.

16. 피곤하고 멍한데 잠이 안 와요 #불면

1   NEO 핸드북 편집위원회. 2018. NEO 인턴핸드북. 603-6p. 군자출판사.
2   Lee BR, Kim BK, Kim HJ, et al. 2020. Efficacy and Safety of Electroacupuncture for Insomnia Disorder: A Multicenter, Randomized, Assessor-Blinded, Controlled Trial. Nature and Science of Sleep. 12:1145-59p.
3   Morin CM. 2010. Cognitive-behavioral approaches to the treatment of neurological disorders: a review. Phytotherapy Research. 24(9):126 n5-70.
4   박기형. 2022.04.20. "[수면과 뇌 ⑤] 불면증이라면, 치매를 조심하세요". 헬스조선. (https://health.chosun.com/site/data/html_dir/2022/04/20/2022042000897.html)

17. 갑자기 화가 나고 허무하고 허탈해요 #화병 #탈영실정

1   대한한방신경정신과학회. 2021. 화병 한의표준임상진료지침. 4-11p. 군자출판사.
2   전국한의과대학 신경정신과 교과서편찬위원회. 2012, 증보판 한의신경정신과학. 223-34p. 집문당.

19. 긴장하면 손발이 울어요 #다한증

1   Choi SH, Lee SY, Lee MK, et al. 2008. Clinical Results Following T3, 4 vs T3 Thoracoscopic Sympathicotomy in 30 Axillary Hyperhidrosis Patients. Journal of Chest Surgery. 41(4):469-75p.
2   Heo J, Lim EK. 2020. Two Cases of Hyperhidrosis treated by Gyejigajagyak-tang based on Shanghanlun Provisions. Korean Medical Association of Clinical Sanghan-Geumgwe. 12(1):111-23p.
3   Kim HD, Um MJ, Do HK. 2010. Changes of Autonomic Nervous Function after Foot Bathing in Normal Adults. Annals of Rehabilitation Medicine. 34(1):74-8p.
4   Lee SH, Baek JH. 2019. A Review of Korean Medicine Treatment for Hyperhidrosis. Journal of Pediatrics of Korean Medicine. 33(3):42-55p.
5   김은미. 2016.03.17. "스트레스받으면 땀나요, 다한증과 스트레스 관계는?". 하이닥. (https://www.hidoc.co.kr/healthstory/news/C0000119107)

6 강애란. 2020.01.13. "다한증 있으면 뇌졸중·심장질환 위험 높다". 연합뉴스. (https://www.yna.co.kr/view/AKR20200113062500017)

20. 이유 없이 몸이 부어요 #부종

1 김승정. 2005. 부종의 진단과 치료. 69(5):574-577p. 대한내과학회지.
2 조영일. 2015. 개원가에서 흔히 보는 부종의 원인과 치료. 15(1):5784-9p. 디아트리트.
3 허준. 2012. 新增補對譯東醫寶鑑. 동의문헌연구실 역. 1373-86, 1843-4p. 법인문화사.

스트레스성입니다

초판 1쇄 인쇄 2022년 09월 07일
초판 1쇄 발행 2022년 09월 15일
지은이 박인혜 송주연 이승환
삽화 지정연 이호정
감수 권찬영

펴낸이 김양수
책임편집 이정은
교정교열 채정화

펴낸곳 도서출판 맑은샘
출판등록 제2012-000035
주소 경기도 고양시 일산서구 중앙로 1456 서현프라자 604호
전화 031) 906-5006
팩스 031) 906-5079
홈페이지 www.booksam.kr
블로그 http://blog.naver.com/okbook1234
이메일 okbook1234@naver.com

ISBN 979-11-5778-564-3 (03510)

맑은샘, 휴앤스토리 브랜드와 함께하는 출판사입니다.